Grundriſs
der
medizinisch - chirurgischen
Arzneimittellehre.

Zum Gebrauche bei Vorlesungen.

Von

Ernst Horn,

Doktor der Arzneikunde und Wundarzneikunst, ordentlichem öffentl. Professor der Heilkunde u. Vicesenior der medizin. Facultät auf der Universität zu Wittenberg, der Gesellschaft der Freunde der Entbindungskunst zu Götting., der Sydenhamschen Gesellschaft zu Halle, der Sozietät zur Vervollkommnung der prakt. Medizin zu Montpellier u. s. w. Mitgliede.

Berlin,
bei W. Oehmigke dem Jüngern. 1804.

Vorrede.

Mit den Versicherungen meines verbindlichsten Dankes für die schmeichelhafte Aufnahme meines größern Handbuches der praktischen Arzneimittellehre für Aerzte und Wundärzte erfülle ich, durch die Herausgabe dieses Grundrisses der *Materia medico-chirurgica*, mein Versprechen, einen systematischen, zum Behuf des akademischen Unterrichts zweckmäſsigern Leitfaden zu jenem gröſsern Werke nachzuliefern, welches bei seiner alphabetischen

Form mehr zu einem klinischen Kommentar der vortrefflichen königl. preufsischen Landespharmakopöe bestimmt wurde.

Nach angestellter sorgfältiger Prüfung der in den ältern und neuern Handbüchern der *Materia medica* gewählten Eintheilungen der Arzneimittel habe ich, durch wiederholten Unterricht in dieser Wissenschaft und durch eigene Erfahrung überzeugt, die hier befolgte Eintheilung, so wie die Anordnung des Ganzen am zweckmäfsigsten und nützlichsten gefunden. Gehäufte Divisionen und Subdivisionen der Mittel, welche von einigen vorgeschlagen sind, habe ich absichtlich vermieden, weil sie die Uebersicht des Ganzen erschweren, ohne dem Studium dieser Disziplin etwas zu nützen. Vereinigungen und Zusammenstellungen sind nicht blofs für die Anwendung dieser Wissenschaft am Krankenbette nützlicher, sondern zugleich dem Vortrage angemessener und bequemer, wie gesuchte Trennungen und wie die Aufstellung solcher Abtheilungen, die eben so wenig selbstständig sind, wie durch sichere und scharfe Gränzen unterschieden werden können.

In Hinsicht des pathologisch - therapeutischen Glaubens, der mich bei der Ausarbeitung dieses Grundrisses leitete, gelten die Aeufserungen, welche ich in der Vorrede zu jenem gröfsern Werke mitgetheilt habe. Neuere Beobachtungen und Erfahrungen am Krankenbette haben mir keine Veranlassung gegeben, den wichtigsten Momenten nach von jenem abzuweichen.

Ich habe mich bemüht, bei Bestimmung der therapeutischen Benutzung der einzelnen Arzneimittel mit möglichster Kürze zu verfahren, um dem Lehrer beim Unterrichte, nach der Art seiner individuellen Ueberzeugung, ein desto freieres Feld zu lassen. Man wird es nicht mißbilligen, daß ich überall auf die möglichste Wohlfeilheit der Arzneimittel, und, bei steter Berücksichtigung der Einfachheit der Verbindungen und Vermischungen, auf die Produkte des vaterländischen Bodens ein besonderes Augenmerk richtete.

Ich habe nicht nöthig mich zu entschuldigen, daß ich vorzüglich bei Abhandlung der wichtigsten Mittel meinen eigenen Beobachtungen und Erfahrungen lieber, wie denen anderer folgte, und daſs ich zu mehrerer Vollständigkeit, dem Wunsche verschiedener würdiger Lehrer der Arzneimittellehre zu Folge, die Angabe der wissenswürdigsten, naturhistorischen und pharmazeutischen Notizen bei diesem, zum Gebrauche bei Vorlesungen bestimmten, Grundrisse der Arzneimittellehre, nicht übersehen habe.

Diejenigen Lehrer dieser Wissenschaft, welche sich dieses Grundrisses bei ihren Vorlesungen bedienen sollten, ersuche ich hierdurch angelegentlichst, mit den Mängeln und Fehlern, die sie darin entdecken könnten, mich gefälligst bekannt zu machen. Ich würde diese Gefälligkeit um so mehr mit dem verbindlichsten Danke erkennen, weil ich dadurch die Mittel gewönne, dieser Arbeit nach und nach denjenigen Grad von Vollkommenheit zu geben, dessen ein zum Unterrichte bestimmter kompendiarischer Leitfaden vorzüglich zu bedürfen scheint.

Wittenberg,
im August 1804.

Horn.

Einleitung.

1.

Die einzige Quelle, aus der wir sichere und zuverlässige Kenntnisse über die Kräfte, Wirkungsart und therapeutische Anwendung der Arzneimittel schöpfen können, ist die Erfahrung.

2.

Wenn in den ältern Schriften über die Arzneimittellehre, selbst bis auf die neueste Zeit herab, so manche irrige Ansichten und unhaltbare Behauptungen über die Wirkungsart einer großen Menge von Arzneimitteln befindlich sind; so rührt dieses ohnstreitig daher, daſs man die wahre Erfahrung von der falschen nicht gehörig unterschied.

3.

Unrichtige Vorstellungen von der Einwirkung der Aufsendinge auf den Organismus überhaupt, Mangel an richtigen physiologischen und pathologischen Begriffen, falsche Aetiologie der Krankheitsformen, und die Annahme mancher von Alters her als erwiesen angesehenen Lehrsätze gaben zu manchen falschen Erfahrungen Anlafs, aus welchen unrichtige und oft schädliche Folgerungen in dieser Doktrin hergeleitet wurden.

4.

Das wohlthätige Licht, welches sich in dem letzten Jahrzehend über Physiologie und Pathologie verbreitet hat, die genauere Bekanntschaft, welche neuere chemische Untersuchungen und Zerlegungen mit den physischen und chemischen Eigenschaften der Arzneimittel bewirkt haben, und vor allen Dingen oft wiederholte treue und sorgsame Naturbeobachtungen, haben uns manche bisher allgemein gültige Irrthümer kennen gelehrt, und richtigere Kenntnisse über die Wirkung vieler Arzneimittel verschafft.

5.

So groſs die Fortschritte aber auch seyn mögen, welche wir in den neuern Zeiten gemacht haben; so können wir uns doch noch keiner konsequenten und wissenschaftlich begründeten Arzneimittellehre erfreuen. So lange wir nicht im Stande sind, den Zusammenhang zwischen der Anwendung der Arzneimittel und der bezweckten Aufhebung der abnormen Zustände des Organismus zu durchschauen, dürfen wir uns nicht rühmen, das Ziel erreicht zu haben.

6.

Wenn einerseits die Humoralpathologen und die Jatrochemiker, ohne auf die Lebensthätigkeit des Organismus Rücksicht zu nehmen, alle Wirkungen der Arzneikörper aus chemischen, nur in der todten Natur geltenden Gesetzen zu erklären sich bemühten, und dadurch von dem richtigen Wege abwichen; so sind andrerseits die Erklärungen der Naturphilosophen zu sehr auf bloſse Spekulation gebauet, und noch zu wenig mit der reinen Erfahrung im Einklange, als daſs wir ihre Versuche zu einer Arzneimittellehre für richtig und gehörig begründet anerkennen dürften.

7.

Die bedeutendsten Fortschritte, welche diese Disziplin in neuern Zeiten gemacht hat, verdanken wir nicht allein der sorgfältigern Berücksichtigung des allgemeinen dynamischen Verhältnisses des Organismus; sondern auch der ruhigern und unpartheiischern Aufnahme der Vorgänge am Krankenbette überhaupt und der sinnlich wahrzunehmenden Effekte der genommenen Arzneimittel.

8.

Die durch Erfahrung berichtigte Erregungstheorie hat dieser Disziplin sehr genützt; wir sind jedoch weit entfernt, mit den unbedingten Anhängern Brown's seine Arzneimittellehre für vollendet anzuerkennen, und wollen die bedeutendsten Mängel und Unrichtigkeiten derselben hier kurz angeben.

Nach Brown ist die Art, wie die Reizung hervorgebracht wird, bei allen Mitteln dieselbe, und er nimmt nur auf das quantitative Verhältniſs Rüksicht. Wenn nun gleich der Satz, daſs die Reizmittel alle die Eigenschaft haben, die Lebensthatigkeit zu erhöhen, für die Arzneimittellehre, sehr fruchtbar zu seyn scheint: so mufs doch in dem verschiednen materiellen Gehalte der Arzneimittel selbst der nothwendige Grund einer sehr verschiednen Wirkung auf den Organismus liegen. — Auch ist die Zahl der von Brown angenommnen Reizmittel viel zu klein.

9.

Der Grundsatz Brown's, dafs alle Reize mit gleichvertheilter Gewalt auf den ganzen Organismus wirken, leidet gleichfalls grofse Beschränkungen. Was auch die unbedingten Anhänger Brown's sagen mögen; so lehrt die Erfahrung täglich, dafs es allerdings in einem gewissen Sinne spezifische Mittel gebe. Denn wir bemerken neben der allgemeinen Wirkung, welche eine grofse Menge von Arzneimitteln im ganzen Organismus hervorbringt, auch noch eine hervorstechend gröfsere Wirksamkeit für einzelne Systeme. Wer könnte die spezifische Wirkung der urintreibenden, darmausleerenden, Erbrechen und Speichelflufs erregenden Mittel ableugnen? Aus der allgemeinen Reizung läfst sich diese Wirkung durchaus nicht erklären, und dennoch würde es ein grofser Verlust für die Klinik seyn, wenn wir der Brownschen Theorie zu gefallen am

Krankenbette keine Rücksicht auf die spezifische Wirksamkeit dieser Mittel nehmen wollten.

10.

Wir müssen ferner an der Brownschen Arzneimittellehre rügen, dafs alle darmausleerenden Mittel zu den schwächenden gerechnet werden, ohne auf den wichtigen Unterschied zwischen den nichtreizenden (sogen. kühlenden) Laxirmitteln (Mittelsalze, Tamarinden u. s. w.) und den reizenden (hitzigen, drastischen) Rücksicht zu nehmen. Erstere sind offenbar absolut schwächend, letztere hingegen (Rhabarber, Aloe, Jalappe, Koloquinten u. s. w.) nur relativ schwächend, wenn nämlich die dadurch bewirkte Ausleerung die primaire Reizung überwiegt.

11.

Auch die Brechmittel hat Brown zu unbedingt unter die reizmindernden Mittel gerechnet, so wie er andrerseits manche sehr wirksame Schwächungsmittel, wie die vegetabilischen Säuren, den Salpeter und die meisten Mittelsalze ganz übergangen ist. Die schwächende Wirkung dieser Mittel bei hypersthenischen

Krankheiten haben sorgsame neuere Beobachtungen zu sicher dargethan, als dafs wir daran zweifeln dürften, wenn wir gleich nicht immer zu bestimmen im Stande sind, **wie** diese Wirkung hervorgebracht werde.

Endlich kann der **Brownschen** Arzneimittellehre noch mit Recht der Vorwurf gemacht werden, dafs sie eine grofse Menge von sehr wirksamen Reizmitteln, die in der Klinik von dem gröfsten Nutzen sind, gar nicht kennt. Besonders sind die fixen Reizmittel zu sehr vernachlässigt, und die Anwendung der flüchtigen Mittel wird von den unbedingten Anhangern des schottischen Arztes bis zum Mifsbrauch getrieben..

12.

Von einer wahrhaft praktisch brauchbaren Arzneimittellehre dürfen wir verlangen, dafs sie uns mit allen **wirklich brauchbaren** Heilmitteln bekannt mache. Wenn in dieser Hinsicht die **Brownsche** *Materia medica*, wie wir gezeigt haben, mangelhaft war; so haben alle ältere Handbücher, deren Verfasser von humoralpathologischen Ideen ausgiengen, den entgegengesetzten Fehler. In ihnen sind eine Menge von theils ganz unwirksamen, und theils sehr entbehrlichen Mitteln aufgeführt, welche die genaue Kenntnifs der wirklich kräftigen und nützlichen Mittel nur erschweren. Diese unnöthige Vervielfältigung der Arzneikörper, so wie die aus den unrichtigen Grundsätzen, von denen man ausgieng, fliefsenden, symptomatischen Klassifikationen haben zu manchen für die Klinik sehr schädlichen Irrthümern Anlafs gegeben, deren Beleuchtung wir der neuern Heilkunde verdanken.

13.

Ohne uns bei einer Kritik der mannichfaltigen, nun veralteten Eintheilungen aufzuhalten, stellen wir hier diejenige auf, welche dem jetzigen Zustande der Wissenschaft am angemessensten und für die Therapeutik die brauchbarste ist.

Es zerfallen demnach alle Arzneimittel in zwei Hauptklassen:

I. Arzneimittel, welche die Thätigkeit des Organismus erhöhen [reizende, reizmehrende, stärkende].

II. Arzneimittel, welche die Thätigkeit des Organismus vermindern [reizmindernde, schwächende].

Allerdings giebt es bei der klinischen Anwendung auch Fälle, wo wir die besondern Nebenwirkungen mancher Arzneimittel auf einzelne Organe mit Glück benutzen, ohne auf das graduelle Verhältniſs ihrer reizenden oder reizentziehenden Kraft Rücksicht zu nehmen; jedoch ist dieses kein gültiger Einwurf gegen die Brauchbarkeit dieser Eintheilung, welche die allgemeine Uebersicht so sehr erleichtert.

14.

Da nach der von uns aufgestellten Eintheilung der ganze Vorrath der brauchbaren Arzneimittel in zwei Klassen zerfällt; so ergiebt sich daraus, daſs diese von sehr groſsem Umfange seyn müssen. Besonders gilt dieses von der ersten Klasse. Die zu derselben gehörigen Mittel haben in den ältern Handbüchern der Arzneimittellehre und medizinischen Schriften überhaupt, nach der symptomatischen Anwendung, zu der man sie benutzte, eine Menge von ganz verschiedenartig klingenden Namen erhalten. Nach unsrer Ansicht fallen die sogenannten s t ä r k e n d e n, die k r a m p f s t i l l e n d e n, die t o n i s c h e n, die b e r u h i g e n d e n Mittel, u. s. w. alle in die

Hauptklasse der die Thätigkeit vermehrenden Arzneimittel. *)

15.

Bei der bedeutenden Menge von Arzneimitteln, welche in die Klasse der Thätigkeitmehrenden gehören, muſs natürlich eine groſse Verschiedenheit in Hinsicht des Grades ihrer Wirksamkeit statt finden. Für den praktischen Arzt ist eine möglichst genaue Kenntniſs dieser verschiednen Abstufungen in den Kräften der Heilmittel von der gröſsten Wichtigkeit, weil er nur dadurch in den Stand gesetzt wird, in den so unendlich verschiednen Graden der allgemeinen und örtlichen Krankheitsformen, welche auf Asthenie der Erregung beruhen, die passendsten glücklich auszuwählen.

16.

So leicht es nun einerseits bei der auffallenden Verschiedenheit in den Kräften der Arzneimittel ist, in allgemeinen Umrissen die verschiednen Abtheilungen dieser Klasse anzu-

*) S. mein Handbuch der praktischen Arzneimittellehre für Aerzte und Wundärzte. S. 21

geben: so bleibt es doch immer sehr schwierig, diejenigen Mittel gehörig zu ordnen, welche den Uebergang von einer Klasse zur andern bilden. Wir haben keinen bestimmten Maafsstab, nach dem wir am Krankenbette die individuelle Wirksamkeit eines Mittels, gegen die eines andern mit ihm in gleichem Range stehenden, abzumessen vermögten. Die unendliche Verschiedenheit in dem Erregungsstande der kranken Organismen, die so mannichfaltigen Veränderungen unterworfne physische Beschaffenheit des Arzneimittels selbst müssen jene Bestimmung natürlich sehr erschweren. Daraus lassen sich die oft so sehr abweichenden Urtheile der praktischen Aerzte über die gröfsere oder mindere Wirksamkeit mancher Mittel in Vergleich mit andern erklären.

17.

Wenn wir demnach hier die zur ersten Klasse gehörigen Mittel unter drei Abtheilungen ordnen; so wird dieses Unternehmen nur als ein Versuch zu betrachten seyn, der einer immer weiter geführten Ausbildung und Vervollkommnung bedürfen wird. Eine treue und genaue Beobachtung der allgemeinen und besondern Erscheinungen, welche einfach gegebne Mittel im Organismus hervorbringen, läſst uns hoffen, daſs wir in der Folge dem Ziele näher kommen werden. Für jetzt werden wir freilich manche Frage über die vergleichende Wirksamkeit einzelner Mittel, die in einer Abtheilung sich einander nahe stehen, unbeantwortet lassen müssen.

18.

Wir theilen demnach die erste Hauptklasse oder die Thätigkeit mehrenden Arzneimittel in drei Abtheilungen:

1) *Die erste Abtheilung.*

Reizmittel vom ersten (gelindesten) Grade der Wirksamkeit.

Zu dieser Abtheilung der am wenigsten wirksamen Reizmittel rechnen wir alle schleimige und gummöse Substanzen, alle Kräuter, Wurzeln und Rinden, die durch ihren faden gelinden Geschmack keine kräftig reizende Bestandtheile verrathen. Die Syrupe, die zuckerhaltigen Mittel, die Oele und ähnliche Mittel, scheinen hieher zu gehören.

19.

2) *Die zweite Abtheilung.*

Reizmittel vom zweiten (stärkern) Grade der Wirksamkeit.

Hieher gehören die bittern Mittel, die zusammenziehenden Mittel, die Resinen, die aromatischen, stark riechenden und schmeckenden Pflanzen, die Eisenmittel, u. s. w.

20.

3) *Die dritte Abtheilung.*

Reizmittel vom dritten (stärksten) Grade der Wirksamkeit.

Zu dieser Abtheilung sind die spirituösen Mittel, das Ammoniak, die geistigen Tinkturen und Essenzen, die ätherischen Oele, die versüſsten Säuren, die Aetherarten, Kampher, Moschus, Opium, u. s. w. zu rechnen.

21.

Die Erfahrung hat gelehrt, daſs unter gewissen Verhältnissen, welche theils von Idiosynkrasien, theils von der hervorstechenden

Empfindlichkeit derjenigen Systeme im Organismus abhängen, auf welche die Arzneimittel vorzüglich einwirken, selbst die reizenden Mittel Ausleerungen bewirken, welche die reizmehrende Wirkung überwiegen. Auf diese Art können die China, die Senega, die Arnica, der Kampher u. s. w. schwächend wirken, wenn sie bedeutende Darmausleerungen hervorbringen. Auf diese Nebenwirkungen, welche die den Mitteln gewöhnliche Hauptwirkung, um derentwillen man sie anwendet, aufheben, muſs der Arzt in der Klinik die gröſste Aufmerksamkeit wenden, weil dadurch eine dem Zwecke gerade entgegengesetzte Wirkung hervorgebracht werden kann.

22.

Die zweite Hauptklasse der Arzneimittel begreift diejenigen unter sich, welche die Thätigkeit des Organismus vermindern [die reizmindernden, schwächenden Mittel]. Die hieher gehörigen Mittel erhielten sonst wegen ihrer symptomatischen Anwendung sehr verschiedne Namen. Die antiphlogistischen, laxirenden, Brechen erregenden, Speichel ausleerenden Mittel u. s. w., sind sämmtlich hieher zu rechnen.

23.

Man hat in neuern Zeiten, theils wegen der bei weitem geringern Frequenz der hypersthenischen Krankheiten, theils weil die Reizminderung im Organismus weit leichter zu bewirken ist, als die Erhöhung der Lebensthätigkeit im Organismus, die Anzahl der schwächenden Mittel sehr eingeschränkt, deren vordem eine sehr große Menge im Gebrauche war.

24.

Die schwächenden Mittel wirken auf verschiedne Art. Die meisten derselben bringen Reizminderung, und durch diese Herabstimmung der Erregung hervor, indem sie durch bewirkte Ausleerung die Säftemasse des Körpers vermindern. Unter diesen sind die darmausleerenden Mittel (Laxirmittel, Abführungsmittel, *laxantia, purgantia,*) durch die Quantität und Qualität der ausgeleerten Stoffe die wichtigsten. Bei diesen Mitteln wird die schwächende Wirkung um so größer seyn, je bedeutender und anhaltender die erzeugte Ausleerung ist. Uebrigens müssen wir bei der Anwendung der darmausleerenden Mittel auch auf den Grad ihrer reizenden Kraft

Rücksicht nehmen, um bestimmen zu können, ob, und wie weit diese durch die schwächende Kraft der Ausleerung überwogen werde. Die sogenannten kühlenden Laxirmittel die Tamarinden, die Manna, die Mittelsalze haben nur eine unbedeutend reizende Kraft, bewirken hingegen sehr starke Ausleerung; die sogenannten hitzigen, drastischen Purgirmittel hingegen, (Jalappe, Aloe, Koloquinten), sind bedeutende Reizmittel, und werden, in kleinen Gaben gebraucht, so daſs keine oder nur geringe Ausleerung erfolgt, nicht als Schwächungsmittel anzusehen seyn.

25.

Genaue Beobachtungen am Krankenbette zeigen aber, daſs es auch Schwächungsmittel gebe, welche nicht mittelbar durch Säfteausleerung, sondern unmittelbar reizmindernd auf den Organismus einwirken. Auf diese Art wirken die meisten Mittelsalze in kleinern Gaben; besonders aber der Salpeter, und die vegetabilischen Säuren. Auch die metallischen Salze, die Quecksilbersalze, die Bleimittel, die Spieſsglanzpräparate u. s. w., scheinen hieher zu gehören. Man hat darüber streiten wollen, ob es auf solche Art wirkende Mittel geben

könne;

könne; allein die Thatsache liegt klar vor Augen. Bei dem jetzigen Stande unsrer Kenntnisse, sind wir noch nicht vermögend diese Wirkung befriedigend zu erklären, und wir begnügen uns hier damit sie anzuführen, und für die praktische Heilmittellehre zu benutzen.

Anmerkungen.

1. Grosse Uebereinstimmung mit meiner Annahme einer direkt deprimirenden (unmittelbar schwächenden) Gewalt mancher Arzneimittel, hat die neuerlich mitgetheilte Borda-Rasorische Meinung von sogenanntem *Contrastimulus*. S. Salzburger mediz. chiurg. Zeitung No. 35. 1804. worüber in den Vorlesungen mit Mehrerm.

2. Anmerkungen über die neuern sogenannten natur-philosophischen Ansichten mit Hinsicht auf theoretische und praktische Arzneimittellehre.

3. Ueber das Verhältniſs, in welchem medizinische, chirurgische Arzneimittellehre, allgemeine Heilmittellehre und allgemeine Therapie mit einander stehen.

4. Historische und literärische Anmerkungen über die Arzneimittellehre.

Specielle Arzneimittellehre.

Erste Klasse.

Erste Abtheilung.

Thätigkeit vermehrende Arzneimittel vom ersten (gelindesten) Grade der Wirksamkeit.

Da in die erste Abtheilung der Reizmittel eine Menge von Mitteln gehört, deren reizende Kraft sehr ungleich ist; so werden wir hier einer solchen Ordnung zu folgen suchen, daſs mit den schwächern Mitteln der Anfang gemacht und die einander ähnlichen Mittel zusammengestellt werden.

Gummi mimosae. Arabisches Gummi.

Gummi arabicum. s. *Senegal.*

(Pharm. boruss. S. 27. Handb. der prakt, Arzn. M. L. s. A. u. W. S. 429.)

Wir erhalten dasselbe aus Africa, wo es aus dem Stamme verschiedner Bäume (z. B. *Mimosa nilotica* und *Mimosa Senegal*), ausschwitzt.

Die demselben vormals beigelegten Heilkräfte besitzt es nicht. Vermöge seiner schleimigen Theile ist es gelinde nährend. Nur als Vehikel für andre kräftigere Arzneimittel, und als Mischungsmittel für geistige und harzige Substanzen mit dem Wasser, kann man es therapeutisch benutzen.

Aeufserlich dient es gleichfalls nur als Vehikel zur Einhüllung kräftig wirkender Mittel, bei Augenentzündungen, Exkoriationen, u. s. w.

Sehr passend wird es als Zusatz zu nährenden Klystiren angewandt.

Gabe. Zwey bis vier Drachmen zu acht Unzen Flüssigkeit.

Gummi tragacanthae. Traganth.

(Ph. boruss. S. 27. Handb. d. p. A. S. 432.)

Der *Astragalus Tragacantha L.* giebt ein Gummi, dem vorigen sehr ähnlich, nur enthält es mehr Schleim, und muſs daher im geringern Verhaltnisse angewendet werden.

Gabe. Eine Drachme zu vier Unzen Flüssigkeit.

Mucilago Seminum cydoniorum. Quittenschleim.

(Ph. bor. S. 62. Handb. d. p. A. S. 756.)

Wird äuſserlich als Vehikel bei Augenwassern u. s. w. angewandt, und ist den beyden obigen Mitteln ähnlich.

Amylum. Kraftmehl. Stärkemehl.

(Ph. bor. S. 76. Handb. d. p. A. S. 145.)

Als Heilmittel könnte das Kraftmehl entbehrt werden. Nur seine nährende Eigenschaft kommt in Betracht. — Es wird als Zusatz zu Klystiren bey Durchfällen benutzt. Mit dem Brechweinstein verbunden, giebt es das von Hufeland empfohlne, sicher wirkende Brechmittel.

Als Austrocknungsmittel bei Exkoriationen ist es unpassend.

Amygdalae dulces. Süſse Mandeln.

(Ph. bor. S. 5. Handb. S. 143.)

Amygdalus commun. L. ein Baum südlicher Gegenden. Reizende Kraft besitzen die Mandeln nicht, und sind gleichfalls eigentlich nur als Nahrungsmittel zu benutzen.

Die Mandelmilch dient, auſser der diätetischen Benutzung, zum Vehikel für manche Mittel von scharſem und üblem Geschmacke. Kampherammoniak und die resinösen Mittel werden sehr passend in Mandelemulsionen gegeben. Bey zu starker Einwirkung der Kanthariden auf die Harnwerkzeuge, gegen das Urinbrennen beim Tripper, ist der Genuſs der Mandelmilch passend.

Bey Vergiftungen sind fette Oele, thierische Milch, Zuckerwasser völlig genügende und schneller anzuschaffende Surrogate der Mandelmilch.

Gabe. 6 — 8 Quent. zu 6 — 8 Unzen Wasser zur Emulsion.

Amygdalae amarae. Bittere Mandeln.

(Ph. bor. Handb. ebend.)

Sie sind von den süſsen Mandeln bedeutend verschieden, indem sie weniger fettes Oel als jene, dagegen aber ein ihnen eigenthümliches ätherisches Oel enthalten, welches sehr heftig wirkt. Es ist in seiner Wirkung dem Kirschlorbeeröl ähnlich, und bringt daher bei empfindlichen Subjekten und bei Kindern oft gefährliche Zufälle hervor. In dieser Hinsicht ist groſse Vorsicht nothwendig.

Man benutzt sie zur Verbesserung des Geschmacks als Zusatz zu den süſsen Mandeln. —

Gabe. Zu 12 Theilen süſsen Mandeln 1 Th. bittere.

Radix Salep. Salep.

(Pharm. boruss. S. 57. H. d. p. A. 719.)

Orchis morio et mascula. Kuckucksblume, Knabenkraut. Sie ist nicht als Reizmittel, wohl aber wegen ihrer schleimigen Theile als ein gutes Nahrungsmittel zu gebrauchen; jedoch darf die Thätigkeit der Verdauungswerkzeuge noch nicht zu sehr gesunken seyn. Bey

Armen dient sie statt der Sago zu nährenden Suppen. Sie kann endlich als Zusatz und Vehikel bei herben und stark schmeckenden Mitteln benutzt werden.

Gabe. 1 Skrupel bis 2 — 3 Quent.

Radix Altheae. Eibischwurzel.

(Ph. bor. S. 48. Handb. S. 676.)

Besitzt, wie die vorige Wurzel, vielen Schleim, und ist deshalb als einhüllendes Mittel scharf schmeckenden Arzneien zuzusetzen.

Man benutzt sie zu diesem Zwecke in der Ruhr, Dysenterie, bey Krankheiten der Harnwege, bei Husten und Leiden der Brust.

Aeufserlich kann ein Dekokt zu Umschlägen statt der Milch benutzt werden.

Man gebraucht Wurzel und Blätter, erstere enthält aber mehr Schleim.

Gabe. Eine Unze mit zwölf bis sechszehn Unzen Wasser bis zur Hälfte eingekocht.

Präparate: *Syrupus de Althaea — Pasta de Althaea — Unguentum Althaeae.* —

Radix Saponariae. Seifenkrautwurzel.

(Ph. bor. S. 57. Handb. S. 720.)

Saponaria off. Seifenkraut. Enthält schleimige Theile, wie die Eibischwurzel, ist aber im Ganzen wenig wirksam und entbehrlich.

Gabe. Nach dem ehem. Gebr. 2—4 Quent.

Radix Sarsaparillae. Sarsaparille.

(Ph. bor. S. 57. H. S. 721.)

Man schrieb ihr vordem fälschlich eine antivenerische Kraft zu. Sie gehört zu den gelinden anhaltend reizenden Mitteln; wird aber durch einheimische Mittel völlig ersetzt.

Gabe. 2—3. Quent.

Radix Bardanae. Klettenwurzel.

Besitzt gleichfalls die ihr zugeschriebne Kraft gegen Hautausschläge nicht, verdient jedoch mit kräftigern Reizmitteln verbunden angewandt zu werden.

Gabe. 2—3 Quent.

Radix Caricis arenariae. Grofs-Graswurzel.

(Ph. bor. S. 50. H. S. 690.)

Rad. Gram. rubri. s. Sassaparillae Germaniae. Sandriedgraswurzel. Wird, wie die vorige, statt der Sarsaparille empfohlen, und enthält mehr reizende Bestandtheile, wie die Klettenwurzel.

Gabe. 2—4 Quent.

Radix Scorzonerae. Skorzoneren.

Radix Cichorei. Zichorienwurzel.

Radix Dauci. Karotten.

Sind alle nur als Nahrungsmittel anzusehen. Letztere wird äufserlich zu Breiumschlägen bey offnen Krebsschäden benutzt.

Radix Graminis. Queken.

Radix Helenii. Alantwurzel.

Radix Levistici. Liebstöckelwurzel.

Radix Lapathi acuti. Grindwurzel.

Sind sämmtlich gelinde reizende Mittel, denen man vormals mancherlei besondere Heilkräfte zuschrieb, welche aber die geläuterten Erfahrungen der neuern Zeit nicht bestätigt haben. Sie können entbehrt und durch wirksamere völlig ersetzt werden.

Gabe. 2 — 4 Quent.

Radix Liquiritiae. Süſsholzwurzel.

Seine Wirkung ist unbedeutend. Meistens wird es nur zur Versüſsung gebraucht.

Gabe. 1 — 2 Quent.

Radix Taraxaci. Löwenzahnwurzel.

Man schrieb diesem Mittel ehemals, wie der Zichorienwurzel, auflösende Kräfte zu; gehört aber zu den gelindesten Reizmitteln.

Das *Extractum Taraxaci* (*Mellago Taraxaci*) ist, so wie das *Extractum Graminis*, gleichfalls von geringer Wirkung.

Gabe. 2 — 4 Quent.

Flores Malvae arboreae. Pappelrosen.

und

Flores Malvae vulgaris. Gemeine Pappelblumen.

Werden nur zu Umschlägen angewandt, und ihre Wirkung ist unbedeutend.

Flores Rhoeados. Klapprosen.

Flores Rosarum incarnatarum. Rothe Rosen.

Sind als Arzneimittel völlig entbehrlich. Erstere setzt man noch hin und wieder den Brustspezies zu.

Flores Sambuci. Fliederblumen. Holunderblüthe.

(Ph. bor. S. 23. H. 414.)

Ein gelindes Reizmittel, das vorzüglich auf die Haut wirkt. Ohnstreitig hat man den Fliederblumen wohl bei rheumatischen Zufällen, Exanthemen, Brustbeschwerden u. s. w. oft zu viel zugetraut, und sie noch da angewandt, wo schon kräftigere Reizmittel nöthig gewesen wären. Sie bleiben indessen immer als einheimisches Mittel sehr schätzbar.

Aeusserlich wendet man sie zu sogenannten erweichenden Umschlägen an; wo aber die warme Milch u. s. w. wohl das meiste thut.

Gabe. 2—3 Quent.

Flores Verbasci. Wollkrautblumen.

Zu Umschlägen, wie die Fliederblumen, anwendbar.

Flores Meliloti (citrini.) Melilotenblumen.

Sind gelind reizend, und könnten zu reizenden Umschlägen benutzt werden.

Gabe. Unzenweise äufserlich.

Herba Farfarae. Huflattig.

Wurde vordem im warmen Aufgufs als Auswurf befördernd gebraucht, ist aber wenig wirksam und entbehrlich.

Gabe. Unzenweise äufserlich.

Herba Hyperici. Johanniskraut.

Kraut und Blumen wurden vordem als stärkend und zusammenziehend nach dem Blutspeien angewandt. Aeufserlich zum Verbande unreiner, schlaffer Geschwüre. Eichenrinde, Kamillen, u. s. w. sind aber zu diesem Behuf weit vorzüglicher.

Gabe. Unzenweise äufserlich.

Herba Hyssopi. Isop.

Der warme Aufguſs wird bei Brustbeschwerden angewendet. Ist ganz entbehrlich.

Herba Linariae. Leinkraut.

Nur die Salbe *Unguent. Linariae* wird benutzt, die aber gleichfalls unwirksam ist.

Herba Veronicae. Ehrenpreis.

Wurde sonst als Thee gebraucht.

Herba Violae tricoloris. (Iaceae.) Dreifaltigkeitsblume, Freisamkraut, (Stiefmütterchen.)

(Ph. bor. S. 38. H. S. 470.)

Erregt wie die meisten Violenarten Erbrechen und Laxiren. Strack und mehrere neuere Aerzte empfahlen dieses Kraut als spezifisch gegen den Milchschorf und andre kronische Exantheme der Kinder. Diese Wirkung hat sich aber häufig nicht bestätigt.

Gabe. Eine Drachme des frischen Krauts wird mit Milch oder Wasser gekocht, und täglich verbraucht. Wenn das frische Kraut nicht zu haben ist giebt man das getrocknete täglich zu ½ bis 1 Drachme in getheilten Gaben.

Die Dekokte verschiedner Holzarten, welche als Arzneimittel gebraucht werden, gehören gleichfalls in die erste Abtheilung der Reizmittel, und wir führen sie deſshalb hier auf.

Lignum Guaiaci. Guajakholz.

(Ph. bor. S. 40. H S. 532.)

(*Lignum sanctum. s. benedictum.* Franzosenholz.) Da nur das Harz der in diesem Holze wirksame Bestandtheil ist, und dieses durch ein Dekokt nicht gehörig ausgezogen wird: so ist es zweckmäſsiger, das Guajakharz anzuwenden. Man gebrauchte das Dekokt ehmals gegen die Lustseuche, aber ohne allen Nutzen.

Lignum Iuniperi. Wacholderholz.

Die Wirkung ist der der Wacholderbeeren gleich.

Lignum Sassafras. Sassafras.

Auch diesem Holze schrieb man fälschlich eine spezifische Kraft gegen die venerische Krankheit zu.

Es machte einen Bestandtheil der *Species Lignorum* aus.

Lignum Quassiae. Quassienholz.
(Ph. bor. S. 40. H. S. 532.)

Quassia amara. Bittre Quassie, ein Baum des südlichen Amerika's. Ein sehr wirksames anhaltendes Reizmittel, das alle Vorzüge, welche man von bittern Mitteln erwarten kann, besitzt. Wegen des theurern Preises sind wir oft genöthigt einheimische Mittel, unter denen die *Gentiana rubra* ihm am nächsten kommt, zu substituiren.

Benutzung. 1) bei Fiebern von geringem Schwächegrade. Gelinde remittirende und die sogenannten gutartigen intermittirenden Fieber. 2) Zur Nachkur nach akuten Krankheiten von Asthenie. 3) Bei allgemeiner kronischer Schwäche. (Bleichsucht, Kachexie, u. s. w.) 4) Schwäche der Verdauungsorgane insbesondere.

5) Kro-

5) Kronische Diarrhöen. 6) Kronische Stuhlverhaltung. 7) Hypochondrie. 8) Gelbsucht. 9) Kronische Hautkrankheiten. 10) Würmer. 11) Schwäche in den Zeugungstheilen, besonders weifser Flufs, kronischer gutartiger Tripper, abnorme Menstruation.

Gabe und Mischung. Eine halbe Unze Quassia mit zwölf Unzen Wasser bis auf acht eingekocht. Passende Zusätze sind die flüchtigern und spirituösen Mittel, Zimmtwasser, die versüfsten Säuren, Wein. Kaltes Wasser zieht nicht alle wirksamen Bestandtheile aus. Sehr wirksam ist das Weininfusum.

Lignum Campechiense. Kampescheholz (Blauholz.)

Wird sowohl durch Quassia, als auch schon durch unsre einheimischen bittern Mittel entbehrlich gemacht. Uebrigens ist es anhaltend reizend, und wird von manchen Aerzten, besonders bei Durchfällen empfohlen.

Gabe. Eine halbe bis eine Unze mit 12 Unzen Wasser, zur Hälfte eingekocht.

Species ad decoctum lignorum. Spezies zum Holzdekokte.

Vormals war der Gebrauch der Holzdekokte sehr häufig. Bei allen kronischen Ausschlägen hoffte man die beste Wirkung von ihnen. Es ist ein gelindes Reizmittel, das in einigen Fällen von Nutzen seyn kann. Es darf aber nicht zu sehr verdünnt seyn, muſs mit flüchtigen Reizmitteln verbunden werden; die Verdauungskraft darf nicht zu sehr geschwächt, und die Asthenie noch nicht eingewurzelt seyn. Immer aber wird man den Gebrauch dieses Mittels durch andre bessere Reizmittel ersetzen können.

Species ad enema. Klystierspezies.

Sie bestehen nach der Preuſsischen Pharmakopöe aus Althäenwurzel, Kamillen und Leinsaamen. Ihre Wirkung ist also nur sehr wenig reizend, und es ist daher zweckmäſsig bei allen höhern Graden der Asthenie Dekokte von stärker reizenden Mitteln (Baldrian, Kalmus, u. s. w.) zuzusetzen.

Gabe. Unzenweise.

Species ad infusum pectorale. Brustthee.

Meistens höchst unbedeutende Mittel. Wo es auf reizende Wirkung angesehen ist, muſs man passende substituiren.

Zur ersten Abtheilung der reizenden Arzneimittel müssen wir auch manche Substanzen rechnen, die zwar keinen hohen Grad der reizenden Wirkung auf den Organismus äussern; aber dennoch insofern sie zu dem Vorrath der Arzneimittel gehören, und als solche klassifizirt werden müssen, hier aufzustellen sind. Manche unter ihnen sind bloſs als Nahrungsmittel zu betrachten, manche werden zur Verbesserung des Geschmacks, andre zu äuſserm Gebrauch benutzt. Dahin gehören, die Gerstengraupen, das Malz, der Honig. die verschiednen Syrupe, die fetten Oele, u. s. w.

Semen hordei excorticatum. Gerstengraupen.

Bekanntlich empfahl man die Abkochung der Gerstengraupen unbedingt bei allen Fiebern, indem man sich auf die Autorität des grofsen Hippokrates stützte. Bei Fiebern von hohen Schwächegraden, kann der Genufs dieser Tisanen schädlich werden, indem sie durch zu grofse Quantität den Magen belästigen. Fleischbrühen und andre reizende Getränke sind dann weit vorzüglicher.

Sehr passend ist die Tisane zum Vehikel der Mineralsauren.

Hordeum praeparatum. Präparirtes Gerstenmehl.

Von Thilenius und Hufeland (Journal der prakt. Heilk. 16. Bd. 1. St.) bei allen Arten der Abzehrung als ein kräftiges, und ohne Vermehrung des hektischen Fiebers, und ohne Erhitzung wirkendes Restaurationsmittel, empfohlen.

Gabe. Mit aromatischen Wässern, Quentchen, und halbe Unzenweise.

Malthum hordei. Gerstenmalz.

Man hielt den Malztrank für ein treffliches Mittel gegen Ausschläge aller Art, Skrofeln, u. s. w. Er ist aber unwirksam, und belästigt den Magen oft sehr. Ein ausgegohrnes Bier hat gewiſs Vorzüge vor dem Malztranke.

Mel commune. Gemeiner Honig.

Man legte ihm ehmals mancherlei Kräfte bei, die er nicht hat. Seine reizende Wirkung ist sehr gering. Er dient zur Verbesserung des Geschmacks, als Vehikel zu Latwergen, und äuſserlich als Zusatz zu den Gurgelwassern, Klystiren, u. s. w.

Der sogenannte Jungfernhonig ist der beste.

Mel despumatum. Geschäumter Honig.

Hat keine Vorzüge vor dem rohen Honig.

Mel rosatum. Rosenhonig.

Ist wenig von dem reinen Honig verschieden. Bei den Aphthen der Kinder gebraucht man ihn gern, weil er gelinde adstringirt.

Die verschiednen Syrupe sind überhaupt sehr wenig reizend; doch passen einige besser als Zusätze zu den schwächenden Mitteln, und zu den Laxanzen.

Syrupus Simplex. — — *Liquiritiae.* — — *Rhoeados.* — — *Altheae.*	Sind in Hinsicht der Wirkung einander gleich zu schätzen.

Syrupus Cinnamomi.
— — *corticum aurantiorum.*
— — *florum aurantii.*

Sind theils wegen ihrer mehr reizenden Wirkung, theils wegen des angenehmen Geschmacks, dann die besten Zusätze zu reizenden Mixturen, wenn es auf geringe Preisvermehrung nicht ankommt.

Syrupus opiatus s. *diacodion.* Ist ein gelindes Opiat für kleine Kinder. (S. *Opium.*)

An die Syrupe schliefsen sich verschiedne Konserven an, die auch keine bedeutende reizende Wirkung äufsern.

Conserva Rosarum. Rosenkonserve.

Ist gelinde adstringirend und zu Zahnlatwergen gesetzt.

Conserva Cochleariae. Löffelkrautconserve.

Man traut dem Löffelkraute eine besondre antiskorbutische Kraft zu, und gebraucht die Konserve vorzüglich gegen skorbutisches Zahnfleisch.

Verschiedne eingedickte Säfte gehören gleichfalls in die Klasse der Syrupe und Konserven.

Succus Liquiritiae. Süfsholzsaft.

Wird beim Husten als Brustmittel angewendet.

Succus Dauci inspissatus. (*Roob Dauci.*) Karottensaft.

Hielt man auch für ein gutes Brust- und Wurmmittel, ist aber nichts mehr wie ein Syrup. Zum Färben heller Mixturen.

Succus Sambuci inspissatus. (Roob Sambuci.) Fliedersaft.

Als gelinde schweifstreibend bekannt. Zum Färben heller Mixturen.

Gabe. Alle diese Mittel Quentweise.

Auch die fetten Oele sind zu den am gelindesten wirkenden Reizmitteln zu rechnen. Im Ganzen hat man sie bisher zu häufig innerlich angewandt, und zu viel Vertrauen auf ihre Wirkung gesetzt. Wendet man sie bis zum laxirenden Effekt an, so sind sie als gelinde Schwächungsmittel anzusehen.

Oleum amygdalarum. Mandelöl.

(Ph. bor. S. 123. H. S. 598.)

Es ist das angenehmste, reinste und mildeste unter den fetten Oelen, und kann dann, wenn man dieselben einmal anwenden will, statt aller übrigen dienen, wenn der theuere Preis nicht in Betracht gezogen werden muſs. Krampfstillende und entzündungswidrige Wirkung von den fetten Oelen, wie die Aerzte der Vorzeit, zu erwarten, ist ungereimt. Nur wo mechanische Ursachen die

Krämpfe erzeugen, können die Oele einigen Nutzen haben. Sie sind anzuwenden:

1) um verhärteten Koth aus dem Darmkanal auszuleeren.

2) Um den Organismus gegen die Einwirkung eindringender Schädlichkeiten mechanisch zu schützen. Daher der Nutzen derselben bei Vergiftungen; äufserlich um von der Oberhaut entblöfste Stellen gegen die Einwirkung der Luft zu schützen.

3) Als Vehikel für andre Mittel. Hieher gehören die sogenannten flüchtigen Linimente.

4) Um schädliche Thiere vom Körper abzuhalten oder zu entfernen. Gegen Intestinalwürmer sind die fetten Oele meistens unwirksam. Insekten werden durch eingetröpfeltes Oel aus dem Ohre entfernt.

Die *Gabe* der fetten Oele innerlich richtet sich nach den Umständen. Kindern einen Skrupel. Erwachsnen eine halbe Unze. In Klystiren weit mehr.

Zusätze von schleimigen Substanzen sind unpassend, weil sie den Darmkanal zu sehr schwächen. Passender sind Zusätze von reizenden aromatischen Substanzen.

Oleum Hyoscyami coctum.

Wird innerlich nicht gebraucht, und könnte auch äußerlich entbehrt werden. Hyoscyamusextrakt mit arabischem Gummi und Oel ersetzen in jedem Falle die Stelle.

Oleum Hyperici. Johanniskrautöl.

Wird äußerlich von den Chirurgen gebraucht; thut aber nicht mehr wie jedes andre milde Oel.

Oleum lini. Leinöl.

Nur äußerlich gebraucht.

Oleum olivarum. Baumöl.

Meistens auch nur äußerlich gebräuchlich. In Italien soll es gegen die Gicht innerlich gebraucht, wirksam gewesen seyn. Gegen sthenische Gicht konnte es durch Ausleerung helfen, in allen bedeutenden asthenischen Zuständen wird es unnütz. Beide wohlfeilere Oele sind zum äußern Gebrauch, wegen ihrer Wohlfeilheit bestens zu empfehlen.

Gabe. 2—4 Quent. äusserlich. Vermischungen mit *Kali volat.*, Kampher, Opium, ätherische Oele.

Oleum ovorum. Eieröl.

Völlig wie Mandelöl.

Oleum ricini. Rizinusöl.

Fast entbehrlich. Innerlich gebrauchen es manche Aerzte als Wurmmittel. Zuweilen wird es durch drastische Wirkung schädlich.

Es bleibt uns nun noch eine wichtige Klasse von Mitteln abzuhandeln übrig, welche gleichfalls in die erste Abtheilung der reizenden Arzneimittel gehören, nämlich der Essig, die verschiednen Präparate desselben, und die Mineralsäuren.

Acetum crudum. Essig. Weinessig.

(Ph. bor. S. 3. Handb. S. 65.)

Wenn einerseits viele Aerzte vordem die reizende Wirkung des Essigs zu hoch angeschlagen haben: so ist man doch andrerseits auch wohl wieder zu weit gegangen, wenn man den Essig schlechthin unter die schwächenden reizentziehenden Mittel gerechnet hat. Aus dem Chaos der mancherlei sich widersprechenden Beobachtungen über die Wirkung des Essigs, scheint nach unserm Erachten soviel hervorzugehn, daſs er zu den gelinden Reizmitteln zu rechnen sey. Wo man starke Zunahme der Erregung nach dem Genuſs des Essigs beobachtet haben will, dürfte die Wirkung wohl nicht allein von Essig abzuleiten gewesen seyn.

Anwendung des Essigs. 1) Bei gelinden asthenischen Fiebern als Zusatz zu den Getränken. Bei höhern Schwächegraden sind starker reizende Getränke nothwendig. 2) Bei Vergiftungen durch sogenannte narkotische Pflanzengifte und mephitische Gasarten, wo man ihn als Getränk, und in Klystiren benutzt. 3) Als schweiſstreibendes Mittel hat man ihn empfohlen. Wo dieser Zweck wirklich zu berücksichtigen ist, wird der Genuſs des warmen Essigs mit gewürzhaften Zusätzen noch am passendsten seyn. 4) Als Wurmmittel. Gegen Askariden, in Klystiren mit allmälig verstärkter

Gabe. 5) Bei starken Blutungen, Mutterblutflüssen, u. s. w. in warmen Fomentationen mit Branntwein versetzt. 6) Aeußerlich als zertheilendes Mittel bei Blutunterlaufungen, kalten Geschwülsten, u. s. w. 7) Beim Meteorismus in kalten Umschlägen. 8) Als Verbesserungsmittel der verdorbnen Luft in Krankenzimmern. 9) Beim Wasserbruche zum Ausprützen des Hodensackes nach Earl's Methode. 10) Man hat den Essig noch in manchen andern Fällen empfohlen, Pest, Skorbut, u. s. w. (S. Handb. S. 72.)

Gabe. Richtet sich nach der Bereitung und Güte des Essigs. Man giebt ihn von $\frac{1}{2}$ — 2 Unzen.

Acetum concentratum. Konzentrirter Essig.

Acetum destillatum. Destillirter Essig.

Von beiden gilt in therapeutischer Hinsicht dasselbe, wie von dem rohen Essig, nur daſs man sie in schwächern Gaben giebt.

Acetum Rosarum. Rosenessig.
— — *Rubi idaei.* Himbeeressig.

Zur Verbesserung des Geschmacks; ersterer auch als Riechmittel.

Acidum aceticum. Essigsäure.

Sie wird als Riechmittel bei Ohnmachten u. s. w. empfohlen. Innerlich ist sie nicht gebräuchlich.

Acidum sulphuricum. Schwefelsäure.
(Ph. bor. S. 76. H. S. 93.)

Acid. Vitrioli. Ol. Vitrioli. Vitriolsäure. Die konzentrirte Schwefelsäure wirkt nur als Aeztmittel, und wird als Arzneimittel nicht benutzt.

Die verdünnte Schwefelsäure. *Acidum sulphur. dilutum. (Spiritus Vitrioli.)* War schon seit langen Zeiten als Arzneimittel gebräuchlich, und man setzte ein zu großes Vertrauen auf ihre Wirksamkeit. Man empfahl sie: 1) in allen hitzigen Fiebern mit bedeutendem Grade der Asthenie, vorzüglich wo kolliquativer Zustand vorhanden war, beim Faulfieber, Lagerfieber, Petechien,

u. s. w. 2) Bei **bösartigen fieberhaften Exanthemen.** 3) Bei Blattern zur Milderung des **Eiterungsfiebers**, und um das **Zusammenfliefsen** und **Schwarzwerden** der Pocken zu verhindern. In allen diesen Zuständen aber, wo ein sehr hoher Grad der Schwäche vorhanden ist, sind die Säuren zu unwirksam, und kräftigere Reizmittel, Valeriana, Serpentaria, Naphthen, Wein, Moschus, Opium, angezeigt. 4) Bei stark eiternden **Abszessen** dürfte sie nur selten dienlich seyn. 5) Zur **Reinigung faulichter Geschwüre.** Innerlich und äufserlich. Letzteres sicher am zweckmäfsigsten, wo sie dann mit Honig versetzt wird. 6) Bei äufsern und innern **Blutungen.** Nach eignen sehr oft wiederholten neuern Erfahrungen sind in diesen Fällen die verdünnten Mineralsäuren sehr wirksam. 7) Man hat sie in der **Schwindsucht** empfohlen; wo sie aber schwerlich von Nutzen seyn dürfte. 8) Beim **heifsen** und **kalten Brande** äufserlich mit Wasser und Honig, wo gleichfalls aromatische und geistige Umschläge den Vorzug verdienen. 9) Gegen örtliches Leiden der Schleimorgane, **Aphthen, Wasserkrebs,** brandige **Bräune** mit Honig vermischt. 10) Gegen die **Krätze** äusserlich mit ölichten Mitteln gemischt. Innerlich ist sie in diesem Falle unpassend.

Nicht selten entstehen nach dem Gebrauch der verdünnten Schwefelsäure üble Zufälle. Der Mund und die Schleimorgane leiden, die Zähne werden stumpf, es entsteht Reiz in der Luftröhre und beständiges Hüsteln. Auch der Magen und Darmkanal leiden oft, und die Folgen sind, Uebelkeit, Erbrechen, Kardialgie, Verstopfung, oder auch anhaltender Durchfall. Um diesen üblen Wirkungen abzuhelfen ist der Zusatz des Weingeistes sehr passend. (S. *mixtur. sulphurico-acida.*)

Gabe. Von der verdünnten Schwefelsäure nach der Preufs. Pharmakopöe kann man 1 — 3 Unzen durch Wasser und Syrupe verdünnt und milder gemacht, in 24 Stunden anwenden. Der Genufs schleimiger Getränke ist dabei zu empfehlen.

Acidum nitricum. Salpetersäure.

(Ph. bor. S. 74. H. S. 85.)

Die konzentrirte Salpetersäure wirkt als ein heftiges Aetzmittel, welches man benutzt 1) um krankhafte Fleischauswüchse zu

zerstö-

zerstören. 2) Beim Beinfraſs um Exfoliation zu bewirken.

Die verdünnte Salpetersäure hat man in neuern Zeiten als innerliches Arzneimittel benutzt. 1) Hahnemann empfahl die im ersten Grade verdünnte Salpetersäure, zu zehn bis funfzehn Gran mit vielem Wasser verdünnt, als sehr wiksam in der Wassersucht. 2) In bösartigen epidemischen Petechialfiebern zu 50 Tropfen in einem Maaſs Wasser. 3) In neuern Zeiten hat man sie häufig gegen die venerischen Uebel angewendet. Der Erfolg war sehr ungleich. Viele haben sie als zuverlässig empfohlen, andre versichern das Gegentheil erfahren zu haben. Sicher ist es, daſs die Säuren den Gebrauch der Merkurialpräparate nicht unnöthig machen, oder ersetzen können. Nach meinen Erfahrungen ist die Salpetersäure als kein sicheres Mittel zur Hebung eingewurzelter venerischer Uebel zu betrachten, wiewohl ihr die Wirkung auf Lokalzufälle nicht abgesprochen werden kann.

Der Gebrauch der Salpetersäure bey der Lustseuche ist demnach auf folgende Fälle zu beschränken. 1) Wo die Konstitution durch Salivation und Miſsbrauch der Quecksilbermittel geschwächt ist, und diese nicht länger gebraucht werden können. 2) Wo schon eine Disposition zu Drüsenkrankheiten vorhanden ist. 3) Wo die Lustseuche skorbutische oder schwächliche, an Krämpfen und Konvulsionen leidende Subjekte befällt, die den Gebrauch der Quecksilbermittel nicht ertragen. *)

Zeller, Alyon, Scott, Anderson, Cruikshank, Beddoes, Gidlestone, Swediaur, Simmons Blair, Bötticher und A. Schmidt haben die Säuren gegen die venerische Krankheit angewandt.

Die *Gabe* der Salpetersäure (*Acidum nitricum*) ist im Anfange ½ bis 1 Drachme in 1½ bis 2 Pfund von schleimichten Getränken, welche täglich verbraucht werden.

Endlich hat man auch bey kronischen Hautausschlägen sowohl innerlich als äusserlich die Salpetersäure mit nicht unglücklichem Erfolge angewandt.

Gabe. 1 Skrupel in acht Unzen Wasser zum täglichen Gebrauch.

Aeufserlich mit Schweinsfett zur Salbe gemacht.

---

*) S. mein Handbuch der praktischen Arzneimittellehre, S. 85, wo auch die Literatur angegeben ist

Acidum muriaticum. Kochsalzsäure.

(Ph. bor. S. 74. H. S. 80.)

1) Es ist bekannt, wie laut in neuern Zeiten die Mineralsäuren, und vorzüglich die Kochsalzsäure, als ein untrügliches Mittel gegen die Fieber von Schwäche von Reich empfohlen wurden. In bösartigen Fiebern hatte sie jedoch schon Theophr. Paracelsus, und in Faulfiebern Hahnemann gebraucht und vorgeschlagen. Zahlreiche Erfahrungen andrer Aerzte, so wie meine eignen, haben aber gezeigt, dafs die Salzsäure bei weitem das sicherwirkende Fiebermittel nicht ist, wofür man sie ausgegeben hat, und man darf jetzt ohne Scheu behaupten, dafs bei allen Graden der Fieber von Schwäche der Gebrauch der Salzsäure völlig entbehrlich ist, und durch andre Reizmittel völlig ersetzt wird.

2) Sie ist wie die Salpetersäure gegen die Syphylis angewandt (*Zeller*). Acht bis zehn Tropfen in zwei Pfund Gerstenschleim im Anfange, und allmälig bis zu einer Drachme gestiegen.

3) Gegen Harnbeschwerden und Harnverhaltung soll die verdünnte Salzsäure

verschiedentlich sehr schnelle Hülfe geleistet haben.

Aeufserlich wird die zweckmäfsig verdünnte Salzsäure auf mancherlei Art angewandt. 1) Bei faulichten und gangränösen Geschwüren am Zahnfleische, im Munde, im Halse u. s. w. mehr oder weniger mit Honig, Wasser u. s. w. verdünnt. 2) Gegen den sogenannten Wasserkrebs im Munde. 3) Gegen brandige Geschwüre, aus den Dekokten von China, Weidenrinde, aromatischen Kräutern u. s. w. 4) Verdünnte Salzsäure mit Terpenthinöl zum Liniment gemacht, wird gegen arthritische Geschwülste empfohlen. Bey einer empfindlichen Haut wird diese Mischung aber nicht ertragen. 5) Plenk und andre haben einen Theil Salzsäure mit zwei Theilen Fett gemischt, als Salbe gegen den Kopfgrind empfohlen. 6) Als Aetzmittel wird sie beim Knochenfrafs zur Exfoliation benutzt. 7) Gegen Auswüchse am Auge hat man sie etwas verdünnt gleichfalls als Aetzmittel angewandt. 8) Sehr wichtig endlich ist die Benutzung der Salzsäure zur Verbesserung der verdorbnen Luft in Krankenzimmern, bei kontagiösen Krankheiten. (Guyton - Morveau und Smyth.)

Aufser den hier aufgeführten Mineralsäuren werden auch noch einige andre, wiewohl bei weitem seltner, zu therapeutischen Zwecken benutzt, die gleichfalls als zu der ersten Abtheilung der reizenden Arzneimittel hier aufzuführen sind.

Acidum phosphoricum. Phosphorsäure.

Sie wird nach Lentin's Vorschlage beim Beinfrafs angewandt, kann aber entbehrt, und durch andre weit wohlfeilere Mittel ersetzt werden.

Acidum succinicum. Bernsteinsäure.

Sie gehört allerdings zu den wirksamen Reizmitteln, ist aber sehr theuer und deshalb wenig im Gebrauch. Sie bewirkt vermehrte Harnsekretion und Schweifs. Man giebt sie 1) bei alten rheumatischen und gichtischen Beschwerden. 2) Bei Hysterie, Krämpfen, u. s. w. 3) Bei Lähmungen.

Gabe. Zwei bis zehn Gran, und wenn sie frei von empyrevmatischem Oele ist, zu 20 Gran mit Zucker abgerieben.

Acidum benzoicum. Benzoesäure.

Wegen des theuren Preises nur selten angewandt. Man empfiehlt sie 1) bei schleimigten Brustbeschwerden; 2) bei Hysterie, Bleichsucht, unterdrückter Menstruation. —

Gabe. 6 — 14 Gran im Pulver.

Zweite Abtheilung.

Thätigkeit vermehrende Mittel vom zweiten (stärkern) Grade der Wirksamkeit.

Auch zu dieser Abtheilung gehören eine Menge der verschiedenartigsten Reizmittel, welche streng nach dem Grade ihrer Wirksamkeit zu ordnen unmöglich ist. Wir werden auch hier die sich einander ähnlichen zusammenzustellen, und von den schwächer wirkenden zu den stärkern fortzuschreiten suchen.

Foeniculum. Fenchel.

(S. Pharm. bor. S. 82. Handb. der prakt. Arzneimittellehre. S. 157. 317. 614. 701. 757.)

Die Pflanze ist einheimisch. *Anethum foeniculum L.* Vorzüglich benutzt man den Saamen, der einen eignen angenehmen Geruch und gewürzhaft süfsen Geschmack hat; doch hat man auch das Kraut und die Wurzel gebraucht; die aber beide entbehrlich sind.

Therapeutische Benutzung. Der Fenchel ist ein gutes Reizmittel bei nicht zu hohen Graden der Asthenie. Vorzüglich 1) bei Schwäche der Verdauungswerkzeuge als magenstärkend. 2) Bei Windkoliken, Blähungen. 3) Bei asthenischem Husten und Brustbeschwerden.

Präparate. 1) *Aqua foeniculi.* Ein gutes wohlschmeckendes aromatisches Wasser, besonders auch für Kinder sehr passend.

2) *Oleum foeniculi aethereum.* Das ätherische Fenchelöl gehört wie alle die übrigen zu den stärksten Reizmitteln. (S. die dritte Abtheilung) und macht den wirksamsten Bestandtheil dieses Arzneimittels aus.

3) *Elaeosaccharum foeniculi.* Reizend durch das ätherische Oel.

Gabe und *Mischung.* Der Saamen zu einer bis zwei Drachmen als Zusatz zu den verschiednen Brusttheen mit Pfeffermünze, Melissen, Kamillen, u. s. w. Das Wasser für sich allein oder mit versüfsten Säuren zu 1 - 2 Efslöffel voll. — Das ätherische Oel zu 2 — 10 Tropfen mit Thee, Zucker, Wein, u. s. w. — Der Oelzucker als Zusatz zu Mixturen zur Verbesserung des Geschmacks.

Flores chamomillae vulgaris. Gemeine Kamillen.

(Pharm. bor. S. 21. Handb. der prakt. A. M. L. S. 403. 372. 151. 612.)

Die Blumen einer einheimischen, in allen Feldern sehr häufig wachsenden Pflanze. *Matricaria Chamomilla L.* die sowohl wegen ihrer Wohlfeilheit als Wirksamkeit häufig benutzt zu werden verdient. Sie haben einen eignen starken gewürzhaften Geschmack und Geruch.

Therapeutische Benutzung. 1) Bei Wechsel- und remittirenden Fiebern. Im starksaturirten Aufguss mit Baldrian, Kalmus, u. s. w. 2) Bei krampfhaften Beschwerden aller Art. Hysterische Zufälle, Magenkrämpfe, Koliken, Wehen, u. s. w. gehören hieher. Einen starken Aufguss mit Zusätzen von stärkern Reizmitteln kann man innerlich und äusserlich die Kamillen in warmen Umschlägen anwenden. Auch Klystire sind sehr passend. 3) Gichtische und rheumatische Beschwerden. 4) Ruhren. 5) Bei krankhafter Menstruation.

Aeufserlich werden die Kamillen in Umschlägen oder in Fomentationen gebraucht. 1) Bei unreinen Geschwüren. 2) Beim kalten Brande. 3) Bei asthenischen Entzündungen, Abscessen, Entzündungen des Halses. 4) Bei eingeklemmten Brüchen.

Präparate. 1) *Aqua chamomillae.* Ein gutes und sehr wohlfeiles aromatisches Wasser, mit Zusatz von versüfsten Säuren efslöffelweise zu gebrauchen, oder als Vehikel für stärkere Reizmittel.

2) *Extractum chamomillae.* Ist eben nicht gebräuchlich.

3) *Oleum aethereum chamomillae.* Der wirksamste Bestandtheil der Pflanze. Ein vortreffliches Reizmittel wie die übrigen ätherischen Oele, aber sehr theuer.

4) *Oleum chamomillae coctum.* Ist nicht wirksamer wie jedes fette Oel, und völlig entbehrlich.

Gabe und *Mischung.* Die Blumen zu einer halben Unze bis sechs Drachmen im Aufgufs mit Valeriana, Kalmus, China, u. s. w. zu sechs Unzen Kolatur. Das

Wasser 1—2 Eſslöffelvoll *pro dosi.* — Das Extrakt von 5 Gran bis zu 1 Drachme. Das Oel zu 4—8 Tropfen mit Hoffmanns Geist, oder Schwefelnaphthe.

Flores chamomillae romanae. Römische Kamillen.

(Pharm. boruss. S. 21. Handb. der prakt. A. M. L. S. 403.)

Diese Blume ist der vorigen völlig ähnlich, nur noch wirksamer wie jene, und daher in kleineren Gaben anzuwenden.

Herba menthae piperitae. Pfeffermünzkraut.

(S. Pharm. boruss. S. 34. Handb. der prakt. A. M. L. S. 459. 161. 317. 617.)

Diese bei uns einheimisch in den Gärten wachsende Pflanze, ist eins der treflichsten Reizmittel, dem das in ihm enthaltne ätherische Oel einen eignen angenehmen, sehr starken aromatischen Geschmack und Geruch giebt. Die Pfeffermünze kann statt mancher andern theurern ausländischen Mittel angewandt werden.

Therapeutische Benutzung. Man gebraucht sowohl den Aufguſs des Krautes als auch das destillirte Wasser, welches eins der besten und kräftigsten unter allen aromatischen Wassern ist, 1) bei gestörten Verrichtungen der Verdauungswerkzeuge, Blähungen, Koliken. 2) Bei zu heftigem Erbrechen und Laxiren. 3) Bei krampfhaften Beschwerden aller Art. 4) Als treffliches Vehikel und Zusatz zu reizenden Mixturen.

Aeuſserlich dient das Kraut zu aromatischen Umschlägen in allen Fällen, wo diese angezeigt sind, und kann die Stelle von vielen andern weit unwirksamern, die man gewöhnlich anwendet, ersetzen.

Präparate. *Aqua menthae piperitae.* Ist nächst dem Zimmtwasser eins der angenehmsten und wirksamsten, und kann statt jenes angewandt werden, wo dasselbe zu theuer ist.

Aqua menthae piperitae vinosa. Ist noch stärker reizend.

Oleum menthae piperitae aethereum. Eins der durchdringendsten und flüchtigsten Reizmittel. (S. die dritte Abtheilung.)

Elaeosaccharum menthae piperitae. Noch kräftiger reizend wie der Fenchelölzucker.

Gabe und *Mischung.* Eine halbe Unze bis zu einer Unze des Krauts mit Melissen, Kamillen, Fenchelsaamen zum Aufguſs von sechs bis acht Unzen. Das Wasser für sich eſslöffelweise, oder als Zusatz zu reizenden Mixturen zu 1 — 2 Unzen, oder als Vehikel für bittere Extracte. Das spirituöse Wasser ist noch kräftiger, wie das spirituöse Zimmtwasser, und wird wie das vorige angewandt. Das Oel zu vier bis acht Tropfen *pro dosi* mit Zucker, Wein oder andern Vehikeln.

Herba menthae crispae. Krausemünze.

(Pharm. boruss. S. 34. Hdb. d. pr. A. M. L. S. 459.)

Herba melissae. Melissen.

(*Herba melissae citratae.* Zitronenmelisse.)

(Pharm. bor. S. 34. Hdb. der A. M. L. S. 458.)

Sind in allen Stücken der Pfeffermünze ähnlich, und können zur Abwechselung mit derselben angewandt werden, nur kommen sie beide jener an Wirksamkeit nicht völlig gleich. Die davon bereiteten Wasser können da gebraucht werden, wo das stärker reizende Pfeffermünzwasser entbehrt werden kann.

Herba salviae. Salvei.

(Pharm. bor. S. 36. Hdb der pr. A. M. L. S. 466.)

Das Kraut dieser bei uns einheimischen Pflanze *Salvia officinalis L.* hat viele wirksame aromatische Theile, und hat einen eigenthümlichen aromatischen Geruch und adstringirenden bittern Geschmack.

Therapeutische Benutzung. Man empfiehlt das Infusum der Salvei besonders gegen Nachtschweiſse, gegen Blutflüsse, gegen Magenbeschwerden, Schwämmchen, asthenische Entzündungen im Halse, skorbutisches Zahnfleisch. Uebrigens hängen alle diese Wirkungen von seiner nicht unbedeutenden reizenden Kraft ab, und noch zweckmäſsiger würde die Verbindung mit andern Reizmitteln seyn.

Aeuſserlich benutzt man die Salvei zu reizenden Umschlägen, Fomentationen, Gurgelwassern u. s. w.

Gabe. Zwei bis sechs Drachmen zu sechs Unzen Wasser.

Herba rutae. Raute. Gártenraute.

Herba serpylli. Quendel.

Herba scordii. Lachenknoblauch.

Herba thymi. Thymian.

Herba roris marini. Rosmarin.

Herba maioranae. Meyran.

Flores lavendulae. Lavendelblumen. (Spieke.)

Sind sämmtlich bei uns einheimische, mehr oder minder reizende aromatische Pflanzen, die aber nicht innerlich, sondern nur äufserlich zu Umschlägen und Fomentationen benutzt werden.

Herba origani vulgaris. Gemeiner Dost.

Herba origani cretici. Spanischer Hopfen.

Herba pulegii. Polei.

Können wie die obigen zu Umschlagen benutzt werden; sind aber völlig entbehrlich, da wir kräftiger wirkende besitzen.

Herba mari veri. Amberkraut. Katzenkraut.

(Pharm. bor. S. 33. Handb. der pr. A. M. L. S. 457.)

Herba chenopodii ambrosiodis. Mexikanisches Traubenkraut.

(Ph. bor. S. 30. Hdb. d. A. M. L. S. 444.)

Sind beide ausländische, kräftig reizende Pflanzen, die von einigen Aerzten sehr empfohlen werden; können aber entbehrt, und durch unsre einheimische Pfeffermünze und andre ersetzt werden. Von dem erstern hat man eine geistige Tinktur, und von dem andern den Aufguſs des Krautes angewandt.

Herba absinthii. Wermuth.

(Pharm. bor. S. 216. Handb. der prakt. A. M. L. S. 437. 358. 597. 825.)

Diese bei uns einheimische und häufig wild wachsende Pflanze, *Arthemisia Absinthium L.* hat bekanntlich einen sehr bittern Geschmack, und einen eigenen starken gewürzhaften Geruch, und verdient statt der ausländischen theurern Quassia häufiger angewendet zu werden.

The-

Therapeutische Benutzung. Der Wermuth pafst überhaupt da, wo die bittern Extrakte angezeigt sind, d. h. bei allen krankhaften Zuständen, wo kronische Asthenie in nicht zu hohem Grade vorhanden ist. Die Fälle, wo der Wermuth und die bittern Extrakte überhaupt anzuwenden sind, scheinen vorzüglich folgende zu seyn. 1) Bei Fiebern mit gelindem Grade der Asthenie. Gelinde remittirende und viele intermittirende Fieber. 2) Zur Nachkur nach asthenischen Fiebern, auch nach Sthenien, wenn zu sehr geschwächt ist. 3) Bei allgemeiner kronischer Schwäche. Kachexie, Bleichsucht, u. s. w. 4) Bei Schwäche der Verdauungsorgane. 5) Bei kronischen Diarrhöen und Verstopfungen. 6) Hypochondrie, Gelbsucht, Wassersuchten, Würmer, kronische Hautkrankheiten, abnorme Menstruation, weifser Flufs, u. s. w.

Präparate. Das Extrakt enthält alle anhaltend reizenden Bestandtheile dieses Mittels, und verdient als sehr wirksam statt der Quassia, Kolumbo, u. s. w. angewandt zu werden. Noch wirksamer ist die *Tinctura absinthii*, welche noch das ätherische Oel und die resinösen Theile enthält.

Oleum aethereum absinthii. Ist den übrigen destillirten Oelen völlig ähnlich.

Oleum absinthii coctum. Ist nicht wirksamer wie reines fettes Oel. Auf dem Leibe gegen Würmer, Blähungen, u. s. w. einzureiben, sind bittre Extrakte oder Tinkturen mit Weingeist weit mehr zu empfehlen.

Gabe und *Mischung.* Von dem Kraute einen Skrupel bis zu 1 Drachme mit Orangenschaalen, Baldrian, China, u. s. w. Von dem Extrakte zehn Gran bis zu einer Drachme, in aromatischen Wassern, Wein mit Zusätzen von versüſsten Säuren. Von der Tinktur einen Skrupel bis zu zwei Drachmen zu sechs bis acht Unzen Wein, Chinadekokte, u. s. w. Von dem Oel 4—8 Tropfen *pro dosi.* —

Herba Centaurii minoris. Tausendgüldenkraut.

(Pharm. bor. S. 29. Handb. d. A. M. L. S. 444.)

Herba cardui benedicti. Kardobenediktenkraut.

(Pharm. bor. S. 29. Handb. S. 443.)

Herba trifolii aquatici. Bitterklee.

(*Herba trifolii fibrini.* Fieberklee.)

(Pharm. bor. S. 38. Handb. der A. M. L. S. 469)

Radix gentianae rubrae. Rother Entian.

(Pharm. bor. S. 53. u. Handb. d. A. M. L. S. 702.)

Alle diese vier genannten Mittel sind in ihrer Wirkung dem Wermuth analog, und verdienen sämmtlich als einheimische wohlfeilere Mittel der Quassia, Kolumbo, Kaskarille, u. s. w. substituirt zu werden. Man wendet sie alle, vorzüglich aber die letzte im Aufguſs und Absude an; noch wirksamer sind aber die davon bereiteten Extrakte.

Therapeutische Benutzung. Ist völlig wie oben beim Wermuth ausführlicher angegeben ist, und ein gleiches gilt auch in Hinsicht der Gabe und Mischung.

Die *Tinctura amara* der Preuſsischen Pharmakopöe, ist aus der *Gentiana*, dem *Centaurium* und unreifen Pomeranzen bereitet.

Herba fumariae. Erdrauch.

(Pharm. bor. S. 31. Handb. der A. M. L. S. 448.)

Ein einheimisches Gewächs *Fumaria officinalis L.* das gleichfalls bittre Theile enthält:

Therapeutische Benutzung. Man gebrauchte ehemals den frisch ausgepreſsten Saft zu den sogenannten Frühlingskuren. Alle frischen Kräutersäfte sind aber für geschwächte Verdauungswerkzeuge schwer zu ertragen. Jetzt gebraucht man noch das Extrakt.

Gabe und *Mischung.* Wie bei den übrigen bittern Extrakten.

Herba marrubii albi. Weiſser Andorn.

(Pharm. bor. S. 34. Handb. d. A. M. L. 457.)

Das Kraut dieser einheimischen wildwachsenden Pflanze, hat einen bittern zusammenziehenden Geschmack, und wenn es zwischen den Fingern gerieben wird, einen angenehmen weinartigen Geruch.

Therapeutische Benutzung. Ehmals legte man ihm die Kraft bei, die Stockungen in der Brust und im Unterleibe aufzulösen; es ist aber, wie andre aromatische Pflanzen, ein ziemlich kräftiges Reizmittel, das wohl häufiger angewendet zu werden verdiente. Bey allen gelindern Graden der Asthenie, mit und ohne Fieber, wird die Anwendung des weiſsen Andorns von Nutzen seyn.

Präparate. Das Extrakt kann in Verbindung mit andern bittern Mitteln gebraucht werden.

Gabe und *Mischung.* Das Kraut zu einer halben Unze und mehr auf sechs Unzen Kolatur. Das Extrakt zu einem Skrupel bis zwei Drachmen in Wein, aromatischen Wassern, reizenden Mixturen u. s. w.

Herba millefolii. Schafgarbe.

(Pharm. bor. S. 35. Handb. der pr. A. M. L. S. 461.)

Die Pflanze ist bei uns einheimisch und wächst wild sehr häufig. Kraut und Blumen haben einen bittern zusammenziehenden Geschmack und einen eignen gewürzhaften Geruch.

Therapeutische Benutzung. Kraut und Blumen können innerlich und äußerlich wie die Kamillen benutzt werden. Man empfiehlt sie bei hypochondrischen Beschwerden, bei Blutflüssen, Leukorrhoen, zu starker Menstruation, weissem Flusse u. s. w. Das Infusum kann innerlich sowohl, als auch zu Klystiren, Einsprützungen in die Mutterscheide, zu Fomentationen u. s. w. benutzt werden.

Gabe und *Mischung.* Eine halbe Unze und mehr zu sechs Unzen Kolatur, mit Kamillen, Baldrian und andern mehr.

Arnica. Wohlverleih. Fallkraut.

(Pharm. bor. S. 21. Handb. der pr. A. M. L. S. 397.)

Die Arnika ist eine einheimische auf Wiesen wild wachsende Pflanze. Ihr bittrer gewürzhafter brennender Geschmack, und der beim Reiben entstehende aromatische Geruch sind eine Anzeige ihrer reizenden Wirkung. Als ein einheimisches, wohlfeiles, sehr wirksames Reizmittel verdienen Blumen und Kraut dieser Pflanze sehr häufig benutzt zu werden.

Therapeutische Benutzung. Vormals beschränkte man ihren Gebrauch zu sehr. Als sehr wirksames allgemeines Reizmittel wenden wir dieses Mittel an. 1) Bei allen asthenischen Fiebern. 2) Bei Stockungen des Bluts nach äußern Verletzungen. 3) Gegen gichtische, rheumatische und paralytische Beschwerden. 4) Bei unterdrückter Menstruation. 5) Bei krampfhaften Zufällen aller Art. 6) Bei hervorstechender Asthenie des Darmkanals mit

Diarrhoe, Ruhr, Verstopfung u. s. w. 7) Als Wurmmittel.

Aeufserlich wird die Arnika mit aromatischen Pflanzen zu warmen Umschlägen mit Wein, Branntwein u. s. w. benutzt.

Präparate. Am besten und wirksamsten zum Gebrauch sind die Blumen, und nächst diesen das Kraut; weniger wirksam und gebräuchlich ist die Wurzel. Das Extrakt enthält nicht die aromatischen flüchtigen Theile wie die Blumen, und ist in der Wirkung und dem Gebrauche den übrigen bittern Extrakten ähnlich.

Gabe und *Mischung*. Man hat das Pulver angewandt, und zu drei bis zehn Gran gegeben. Weit passender ist es aber den Aufguſs von zwei Drachmen bis zu ½ Unze zu 6 bis 8 Unzen Wasser, in Verbindung mit Valeriana, Kalmus, u. s. w. zu gebrauchen, oder den Dekokten der China und andrer permanent wirkender Wurzeln und Rinden gegen das Ende der Abkochung zusetzen zu lassen. Der Zusatz von flüchtigen Reizen, den versüſsten Säuren, Naphthen, Opiaten, Essenzen, u. s. w. ist heilsam und oft sehr nöthig, weil die Arnika, besonders im Anfange leicht Uebelkeit, Erbrechen und Drücken im Magen erregt. Von dem Extrakt giebt man fünf Gran bis zur halben Drachme.

Radix valerianae minoris s. sylvestris.
Baldrianwurzel.

(S. Pharm. bor. S. 58. Handb. der pr. A. M. L. S. 726.)

Die Wurzel einer einheimischen deutschen Pflanze, die häufig wild wächst. Sie hat einen durchdringenden widerlichen, keiner andern Pflanze ähnlichen Geruch, und einen sehr gewürzhaften scharfen und etwas bittern Geschmack. Als einheimisches und wohlfeiles Mittel verdient sie, statt der theuren Serpentaria und Senega, häufiger angewandt zu werden.

Therapeutische Benutzung. Nach ältern und neuern Beobachtungen eins der kräftigsten reizenden Pflanzenmittel in dem ganzen Arzneivorrath, das man aber erst in neuern Zeiten richtiger zu schätzen gelernt hat. Vorzüglich in folgenden Fällen. 1) Bei remittirenden asthenischen Fiebern wie die übrigen guten Reizmittel. 2) Bei Wechselfiebern. 3) Bei allen möglichen Formen der kronischen Asthenie. Kachexie, Bleichsucht, kronische Verdauungsbeschwerden, Würmer, Krämpfe, kronische Schleimflüsse, Zehrfieber, Epilepsie.

Präparate. *Aqua Valerianae* ist eins der besten aromatischen Wasser, durch sein ätherisches Oel sehr wirksam. *Extractum Valerianae* ist zwar nicht ohne Wirkung, hat aber die flüchtigen Theile des Pulvers und des Wassers nicht.

Tinctura Valerianae simplex. Mit Weingeist bereitet, wodurch die Wirksamkeit um vieles erhöht, und ein ganz andres Mittel hervorgebracht wird. (S. die dritte Abtheilung der reizenden Mittel.)

Tinctura Valerianae volatilis. Ist noch kräftiger reizend wie die vorige, indem sie mit *Spiritus salis ammoniaci* bereitet wird.

Oleum aethereum Valerianae, Aetherisches Baldrianöl.

Ist der wirksamste Bestandtheil dieser Wurzel, und eins der kräftigsten Reizmittel die wir überhaupt besitzen. (S. die ätherischen Oele.)

Gabe und *Mischung.* Das Pulver der Wurzel zu einem Skrupel bis zur Drachme mit Zimmt, Pomeranzenschaalen, China, Kampher, Weidenrinde, Kalmus, u. s. w. Zum Aufguſs eine halbe bis anderthalb Unzen zu sechs bis acht Unzen Kolatur, mit Zimmtwasser, Pfeffermünzwasser, versüſsten Säuren, u. s. w. Oder man setzt das Pulver zu einigen Drachmen den Abkochungen reizender Mittel gegen das Ende zu. *Aqua Valer.* zu 1 — 2 Eſslöffel voll. *Extractum Valer.* zu einem Skrupel bis zur Drachme. Die Tinkturen zu 20 bis 80 Tropfen. Das Oel zu 2 — 10 Tropfen mit Zucker, Wein oder Thee.

Radix Angelicae. Angelikwurzel. (Engelwurzel.)

(Pharm. bor. S. 48. Handb. d. prakt. A. M. L. S. 677.)

Die Wurzel dieser in der Schweiz und auch in Deutschland häufig wachsenden Pflanze (*Angelica Archangelica L.*), hat einen bitterlich süſsen gewürzhaften Geschmack, und einen angenehmen aromatischen Geruch.

Therapeutische Benutzung. Man hat sie in den neuern Zeiten sehr vernachlässigt, sie verdient aber neben dem Baldrian, der Neikenwurzel. und dem aromatischen Kalmus, wegen ihrer flüchtigen sowohl, als anhaltend reizenden Bestandtheile, häufig angewandt zu werden.

Gebrauch, Gabe und *Mischung.* Vom Pulver und dem Aufgusse ist völlig eben so wie beim Baldrian.

Radix Enulae. Alantwurzel.

(Pharm. bor. S. 53. Handb. der prakt. A. M. L. S. 703.)

Diese einheimische Pflanze, *Inula Helenium L.* hat einen bittern gewürzhaften und schleimigten Geschmack, und frisch einen kampherartigen, getrocknet aber einen veilchenartigen Geruch.

Therapeutische Benutzung Ehmals wandte man sie häufig bei Brustkrankheiten als auflösendes Mittel an, in neuern Zeiten hat man sie fast ganz vernachlässigt; sie verdiente jedoch als ein nicht unkräftiges allgemeines Reizmittel neben dem Baldrian, der Neikenwurzel u. s. w. angewendet zu werden.

Präparate. Das aus ihr bereitete Extrakt wird wie die übrigen anhaltend reizenden Extrakte gegeben.

Gabe und *Mischung.* Im Pulver zu 1—2 Skrupel; besser im Aufguſs, wie der Baldrian, zu zwei Drachmen bis zu einer halben Unze auf sechs Unzen Kolatur mit Zusätzen von reizenden Mitteln, versüſsten Säuren, Essenzen u. s. w.

Radix Caryophyllatae, Nelkenwurzel.

Diese bei uns einheimische Pflanze (*Geum urbanum L*) hat, wenn sie frisch ist, einen gewürznelkenartigen Geruch und einen ahnlichen und bittern Geschmack.

Therapeutische Benutzung. Dieses Mittel verdient als sehr kräftig reizend, und mit flüchtigen sowohl, als anhaltend reizenden Theilen begabt, als ein wohlfeileres Surrogat statt der theuren China gebraucht zu werden. Sehr viele groſse Aerzte haben sie mit Nutzen angewandt und dringend empfohlen, und in meinen eignen häufig mit ihr angestellten Erfahrungen hat sie sich bewährt gezeigt. Vorzüglich in folgenden Fällen: 1) bei intermittirenden und gelindern remittirenden Fiebern von Schwäche, wo man sie im saturirten Dekokte mit Zusätzen von flüchtigern Mitteln statt der China anwenden kann. 2) Bei allen möglichen Formen der **kronischen Asthenie**, Wassersucht, Leukorrhöen, Blutflüsse. Bleichsucht, Kachexie, Atrophie u. s. w. 3) Bei **kronischen Kinderkrankheiten**, Skropheln, Atrophie u. s. w.

Gabe und *Mischung*. In Substanz ½ bis zu 2 Drachmen. Im allgemeinen noch einmal so viel, wie von der China. Zum Dekokte 1—2 Unzen mit 16 Unzen Wasser gekocht, und bis zur Hälfte eingekocht. Sehr passende Zusätze sind: Valeriana, Kalmus, Arnika, welche man gegen das Ende der Abkochung beimischt. Die Verbindung mit Hoffmanschem Geist, Naphthen, Opiattinktur, Kampher Essenzen, ist um so nöthiger, je tiefer die Erregung gesunken ist.

Radix Calami aromatici. Aromatischer Kalmus.

(Pharm. boruss. S. 50. Hdb. der pr. A. M. L. S. 684.)

Ist einheimisch, wohlfeil, und ein treffliches Reizmittel, wie sein aromatischer bittrer Geschmack und sein gewürzhafter Geruch anzeigen.

Therapeutische Benutzung. Als flüchtig und anhaltend reizend, gleichfalls in vielen Fällen der China zu substituiren. Vormals schränkte man ihren Gebrauch zu sehr ein, und wandte diese Wurzel nur als Magenmittel an. Der Kalmus paſst 1) bei remittirenden Fiebern von Schwäche. Bei sogenannten rheumatischen, katarrhalischen, gastrischen, schleimigten Fiebern, u. s. w. Bei asthenischen Pneumonien und andern asthenischen Entzündungen. 2) Bei asthenischen Wechselfiebern, sowohl Tertian- als Quartanfiebern hat sich der Gebrauch des Kalmus in Verbindung mit flüchtigern Mitteln sehr heilsam bewiesen. 3) Bei kronischer Asthenie in allen Formen. 4) Bei Wurmkrankheiten als ein gutes Wurmmittel. 5) Aeusserlich als Reizmittel zu Umschlägen, Fomentationen, u. s. w. 6) Beim Knochenfraſs und alten Geschwüren, statt des Chinadekoktes innerlich und äuſserlich.

Präparate. Das Extrakt hat die flüchtig-reizenden Bestandtheile der Wurzel verloren, und ist in der Wirkung den übrigen bittern Extrakten ähnlich; doch enthält es einige resinöse Theile.

Gabe und *Mischung*. Von dem Pulver

½ bis eine Drachme in Substanz oder in einer Latwerge. Besser und leichter zu nehmen ist das saturirte Infusum von 1 — 2 Unzen zu acht Unzen Kolatur. Passende Zusätze sind Valeriana und ähnliche versüſste Säuren, Aether, Kampher, Opium nach dem höhern oder geringern Grade des Leidens.

Radix Ari. Aronswurzel.

(Pharm. bor. S. 416. Handb. der pr. A. M. L. S. 679.)

Frisch enthält diese Wurzel sehr viel scharfe Theile, und bringt so angewendet, zu heftige Wirkungen hervor, getrocknet ist sie unwirksam. Sie ist überhaupt ganz entbehrlich.

Radix Iridis florentinae. Violenwurzel.

(Pharm. bor. S. 54. Handb. der A. M. L. S. 709.)

Ist nur noch unter den Zusammensetzungen der Zahnpulver gebräuchlich.

Radix Aristolochiae rotundae. Runde Osterluzernwurzel.

(Pharm. bor. S. 49. Handb. der A. M. L. S. 680.)

Hat wenig reizende Kraft, und ist außer Gebrauch. Ehmals versprach man sich von der daraus bereiteten Essenz große Wirkung gegen Gichtknoten.

Radix Contraiervae. Giftwurzel.

(Ph. bor. S. 51. Handb. der A. M. L. S. 699.)

Ist nicht im Gebrauch, verdiente aber vielleicht eine nähere Untersuchung.

Radix Galangae. Galgantwurzel.

(Pharm. bor. S. 53. Handb. der A. M. L. S. 702.)

Diese ausländische aromatische Pflanze ist bis jetzt wenig im Gebrauch, kann aber wegen ihres ätherischen Oels und ihrer resinösen Theile als flüchtig reizendes Mittel den fixern Reizmitteln zugesetzt werden.

Gabe. Zu ½ bis 1 Skrupel.

Radix

Radix Lapathi acuti. Grindwurzel.

(Pharm. bor. S. 54. Handb. der A. M. L. S. 709.)

Die Wurzel des *Rumex acutus L.*, die ehmals häufig gegen Krätze und andre Ausschläge sowohl innerlich als äuſserlich gebraucht wurde. Ist wenig reizend und ganz entbehrlich.

Radix Pimpinellae albae. Weiſse Pimpinellwurzel.

(Pharm. bor. S. 55. Handb. der A. M. L. S. 710.)

Die Wurzel wurde ehmals als *sialagogon* gebraucht. Die Essenz ist nur noch gebräuchlich, und wird beim Asthma und kronischen Brustbeschwerden empfohlen.

Radix polypodii. Engelsüſs.

Völlig entbehrlich.

Radix tormentillae. Tormentillwurzel.

(Pharm. bor. S. 58. Handb. der A. M. L. S. 726.)

Die Wurzel ist nicht ohne reizende Kraft, und wurde ehmals häufig gegen die Ruhr angewandt. Wir können sie aber bei unsern bessern Reizmitteln völlig entbehren.

Radix zedoariae. Zedoarwurzel.

Entbehrlich.

Radix zingiberis albi. Weifser Ingber.

Ein kräftig reizendes gewürzhaftes Mittel, welches den fixern Reizmitteln der China, Kastanienrinde, u. s. w. mit Nutzen zugesetzt wird. Neuerlich hat man eine Abkochung des Ingbers mit Milch sehr bei dem sogenannten zurückgetretnen Podagra empfohlen.

Radix rubiae. Färberröthe.

(Pharm. bor. Handb. der prakt. A. M. L. S. 718.)

Die Wurzel dieser, als Färbemittel bekannten einheimischen Pflanzen, hat einen bittern und etwas zusammenziehenden Geschmack, aber keinen Geruch.

Therapeutische Benutzung. Ehmals wandten sie die Aerzte gegen unterdrückten Monatsfluſs und Rachitis an; sie wird aber in allen Fällen, wo kein zu hoher Grad der Asthenie vorhanden ist, als ein gelindes und anhaltend reizendes Mittel mit Nutzen angewendet werden können. Kachexie, Chlorosis, Schwäche des Darmkanals, u. s. w. gehören hieher.

Gabe und *Mischung.* In Substanz zu 1 Skrupel bis zu einer Drachme, mit Pomeranzenschaalen, Zimmt, Baldrian, u. s. w. Zum Dekokt ½ bis zu 1 Unze zu sechs Drachmen Kolatur. Kalmus, Valeriana, Karyophyllata, sind passende Verbindungen. Die Zusätze von versüfsten Säuren, Essenzen, u. s. w. werden die Wirksamkeit erhöhen.

Herba lichenis islandici. Isländisches Moos.

(Pharm. bor. S. 33. Handb. der prakt. A. M. L. S. 452.)

Diese bekanntlich auch bei uns am Harz und auf andern Gebirgen häufig wachsende Flechtenart hat einen schleimigen und bitterlich zusammenziehenden Geschmack.

Therapeutische Benutzung. Welch ein grofses Zutrauen die Aerzte vordem auf die Heilkrafte dieses Mittels bei allen Zehrkrankheiten besonders Lungenschwindsucht und allen Brustkrankheiten setzten, ist allgemein bekannt. Nach neuern Erfahrungen und richtigerer Würdigung mussen wir das Isländische Moos mehr als Nahrungsmittel betrachten, das aber wegen seiner bittern Bestandtheile allerdings zu den anhaltendreizenden Mitteln gezählt werden kann. Es paſst vorzüglich in allen Formen von kronischer Schwäche, wo die Verdauungsorgane noch Kraft genug haben, dieses Mittel zu verarbeiten. Dieses ist der Fall bei den meisten Abzehrungen mit eiternder Lunge, mit andern Geschwüren, von Säfteverlust; bei starkem weiſsen Fluſs, Schleimschwindsucht, u. s. w. Ein fortgesetzter Gebrauch ist durchaus nothwendig, wenn dieses Mittel wirken soll. Man muſs es daher abwechselnd in allen möglichen Formen, und mit Zusätzen von flüchtigen Mitteln geben.

Gabe und *Mischung*. Man bereitet das Dekokt von einer Unze mit zwei Pfunden Wasser gekocht; dem Dekokte setzt man Zucker, Zimmt, oder andre flüchtigere Mittel hinzu. Nährend und stärkend ist die daraus bereitete Gallerte, die mit

Wein, Zimmt, Muskaten, u. s. w. genossen werden kann.

Cortex aurantiorum. Pommeranzenschaalen.

(Pharm. boruss. S. 15. Hdb. d. pr. A. M. L. S. 256.)

Die äufsere gelbe Schaale der reifen Früchte von *Citrus aurantium L.*, die unter dem Namen *flavedo corticum aurantiorum* in den Apotheken aufbewahrt wird, ist ein treffliches, sowohl mit flüchtigen, als auch mit bittern anhaltend reizenden Theilen versehenes Mittel. Wir sind berechtigt, dieses kräftige Reizmittel mit Baldrian, Kalmus, Nelkenwurzel und andern häufig anzuwenden.

Therapeutische Benutzung. 1) Bei allen möglichen Formen mit gelinden Graden der Asthenie ohne Fieber, Kachexie, Chlorosis, gestörter Verdauung, Flatulenz, abnormer Menstruation, u. s. w. 2) Bei Fiebern von nicht hohem Schwächegrade, besonders bei Wechselfiebern. 3) Gegen asthenische Blutungen. Bei zu starker Menstruation, bei Hämorrhoiden, Mutterblutflüssen, u. s. w.

Präparate. *Extractum corticum aurantiorum.* Pommeranzenextrakt. Wird wie alle übrigen bittern Extrakte angewendet. *Tinctura cort. aurantiorum*, das kräftigste Präparat, gehört zu der dritten Abtheilung der Reizmittel.

Gabe und *Mischung.* In Substanz zu einem Skrupel bis zu einer Drachme, mit Baldrian, Kalmus, China, Zimmt, u. s. w. Am passendsten mit Wein. Das Extrakt zu 10 Gran bis zu 1 Drachme *pro dosi.* Die Tinctur von 10 — 80 Tropfen in steigender Gabe. (S. die dritte Abtheilung.)

Cortex aurantiorum curassaviensium. Kurassaopommeranzenschaalen.

Völlig den vorigen ähnlich; nur etwas stärker wirkend, und also in kleinerer Gabe zu gebrauchen.

Cortex quassiae. Quassienrinde.

(Pharm. bor. S. 6. Hdb. der pr. A. M. L. S. 304)

Die Rinde dieses im südlichen Amerika einheimischen Baumes ist wirksamer und stärker reizend, wie das Quassienholz. Ihr reiner bittrer Geschmack zeigt uns an, daſs sie zu den besten bittern Reizmitteln gehört; jedoch ist es Vorurtheil, bessere Wirkung von ihr, als von unsren einheimischen wohlfeilern Mitteln, dem Wermuth, rothen Enzian u. s. w. zu erwarten.

Therapeutische Benutzung. 1) Bei remittirenden und intermittirenden Fiebern. 2) Bei allen Formen kronischer Schwäche, besonders bei hervorstechender Schwäche des Magens und Darmkanals. Hypochondrie, Hysterie, Bleichsucht, Verdauungsschwäche, Gelbsucht u. s. w. gehören hieher.

Gabe und *Mischung*. Am passendsten giebt man die Quassienrinde im Dekokte, wo eine Unze mit einem Pfunde Wasser bis zur Hälfte eingekocht wird. Zum kalten Aufgusse ist Wein am zweckmäſsigsten. Dem Dekokte setzt man geistiges Zimmt- und Pfeffermünzwasser, versüſste Säuren u. s. w. zu.

Cortex cascarillae. Kaskarillenrinde.

(Pharm. bor. S. 16. Handb. der pr. A. M. L. S. 261.)

Ein Produkt des südlichen Amerikas von

aromatischem Geruche, und bittern gewürzhaftem Geschmacke. Vermöge des ätherischen Oels und der bittern Bestandtheile, gehört sie allerdings zu den vorzüglich reizend stärkenden Mitteln, hat aber in ihrem Ansehn in neuern Zeiten sehr verloren, woran die unpassende Form, in der man sie gegeben hat, mit Schuld ist.

Therapeutische Benutzung. Man empfiehlt sie vorzüglich in folgenden Fällen. 1) Bei Schwäche der Verdauungswerkzeuge im Pulver mit Zimmt und andern flüchtigen Zusätzen, oder im Dekokt. 2) Bei heftigen Durchfällen, Ruhren. Wo Fieber damit verbunden ist, paſst dieses anhaltend reizende Mittel nicht. Bei kronischen Durchfällen ist sie in Verbindung mit Opiaten meistens von groſsem Nutzen. 3) Bei asthenischen Blutflüssen paſst sie nicht, so lange noch hoher Grad der Schwäche vorhanden ist, wohl aber zur Nachkur mit der China, den bittern Mitteln, u. s. w.

Präparate. Das Kaskarillenextrakt ist ein gutes anhaltend reizendes Mittel, das in allen den Fallen wie die Rinde selbst gebraucht werden kann. Die Kaskarillentinktur gehört wie alle die geistigen

Tinkturen in die dritte Abtheilung der Reizmittel.

Gabe und *Mischung*. Zum Dekokte eine halbe Unze bis 1 Unze zu 6—8 Unzen Kolatur, die mit flüchtigen Zusätzen verbunden wird. Von dem Extrakte, das den übrigen bittern Extrakten ähnlich ist, 5 Gran bis zu ½ Drachme *pro dosi*. Von der Tinktur 10—80 Tropfen in steigender Gabe.

Cortex chinae. Chinarinde.

(Pharm. boruss. S. 16. Hdb. der pr. A. M. L. S. 264.)

(*Cortex chinae fuscus s. officinalis — Cortex peruvianus — C. kina kinae* — Fieberrinde.) Die Rinde der *Cinchona officinalis. L.*, die wir aus Peru erhalten, ist ohnstreitig das vorzüglichste und kräftigste unter allen anhaltend reizenden Mitteln. So nothwendig es war, Surrogate für dieselbe aufzusuchen, und so sehr die Bemühungen der Aerzte, welche die Kräfte der bei uns einheimischen Mittel in dieser Hinsicht erforscht haben, zu schätzen sind, so müssen wir doch gestehen, daſs wir kein andres Mittel besitzen, welches ihm völlig gleich käme. — Eine gute nicht verfälschte oder verdorbne Chinarinde hat einen bitterlichen etwas zusammenziehenden und ein wenig aromatischen Geschmack; dabei ist der Geruch etwas balsamisch, dumpfig und zuweilen etwas schimmlich.

Therapeutische Benutzung. In allen Formen und Graden von Asthenie, wo die Assimilationsorgane noch nicht zu sehr geschwächt sind, um die wirksamen Bestandtheile der Rinde ausziehen und sich assimiliren zu können. Alle sonst herrührenden Ideen von Anzeigen und Gegenanzeigen sind irrig, halb wahr, unsicher, irreleitend, schädlich. Die Krankheitsformen, wobei die Anwendung der Fieberrinde vorzüglich passend befunden ist, sind folgende: 1) Anhaltende asthenische Fieber, Nervenfieber, Faulfieber. 2) Remittirende asthenische Fieber. 3) Wechselfieber, die seltnen Ausnahmen von sthenischen Wechselfiebern abgerechnet. 4) Bei Zehrfiebern. 5) Zur Nachkur bei allen asthenischen Krankheitsformen. 6) Bei allen Formen, denen kronische Asthenie zum Grunde liegt, wenn die Verdauungswerkzeuge sie zu bearbeiten vermögen. Allgemeine Kachexie, Chlorosis, Schleimflüsse, Bauchflüsse, abnorme Menstruation mit asthenischem Zustande, asthenische

Blutflüsse, Rachitis, Skrofeln, Wurmkrankheiten, asthenische Krämpfe u. s. w. gehören hieher. 7) Bei allen äussern Verletzungen, mit denen allgemeine Asthenie verknüpft ist. 8) Aeusserlich bei allen chirurgischen Krankheitsformen mit asthenischem Karakter. Beim heissen und kalten Brande, bei alten fauligen Geschwüren, beim Beinfrass, zu Gurgelmixturen bei asthenischen Entzündungen oder Geschwüren im Halse — zu Zahnpulvern und Latwergen. 9) Zu Klystiren in allen Fällen, wo man das Dekokt innerlich giebt, auch bei krampfhaften Affektionen der Blase und des Blasenhalses. —

Präparate. 1) *Extractum Chinae frigide paratum.* Kalt bereitetes Chinaextrakt. Es soll den Vorzug haben, dass es die flüchtigen Bestandtheile noch in sich enthält, die bei der Bereitung des andern verloren gehen. Als ein sehr theures Arzneimittel kann man es nur selten anwenden, übrigens passt es in allen Fällen, wo das folgende angewandt wird.

2) *Extractum Chinae aquosum.* Wässrigtes Chinaextrakt ist ein sehr wirksames Mittel, das der Rinde in Substanz sehr nahe

kommt, und in eben den Fällen wie die Rinde selbst verordnet wird. Bei Kindern wird besonders das Extrakt statt der übrigen Präparate gegeben.

3) *Tinctura Chinae composita.* (*Elixir roborans Roberti Whytti*, *Elix. stomachicum.* Ist ein trefflich reizend stärkendes Mittel, bei kronischen Krankheiten, bei schwacher Verdauung, u. s. w.

Gabe und *Mischung.* Die Rinde in Substanz zu 1—4 Skrupel, mit Zimmt, Zimmtblüthen, Muskatnuſs, Pfeffer, Ingber, u. s. w. den wässrigten Aufguſs alle zwei Stunden eine Tasse voll. Passende Zusätze sind Zimmtwasser, Pfeffermünzwasser, u. s. w. Das Dekokt von 1 — 1½ Unzen zu 8 Unzen Kolatur alle 1—2 Stunden Eſslöffelweise — mit versüſsten Säuren, Essenzen, oder mit Valeriana, Kalmus, u. s. w. Das Extrakt von 1 Skrupel bis zu 2 Drachmen in weingeistigen Wassern, in Pillen, als Zusatz zu reizenden Mixturen. Die Tinktur eſslöffelweise mit Wein, Essenzen, u. s. w.

Cortex Chinae flavus. Gelbe Chinarinde.

(*Cortex chinae regius* s. *luteus.* Königsrinde.)

(Pharm. bor. S. 17. Hdb. d. prakt. A. M. L. S. 289.)

Diese Art der Rinde hat einen schwachen, jedoch stärkern Geruch als die gewöhnliche China. Der Geschmack ist beträchtlich bitter, mehr scharf und gewürzhaft als zusammenziehend.

Sie verdient vor der gewöhnlichen China den Vorzug; wirkt in kleinern Gaben, und wird leichter ohne flüchtige Zusätze ertragen wie jene. Uebrigens gilt alles von ihr, was von jener gesagt ist.

Cortex Chinae ruber. Rothe Chinarinde. (*China rubra.*)

(Pharm. bor. S. 17. Handb. der prakt. A. M. L. S. 289.)

Der Geruch dieser Rinde ist wie bei der gewöhnlichen; im Geschmacke aber ist sie weit bitterer und mehr zusammenziehend.

Von der unverfälschten rothen China hat man gleichfalls stärkere Wirkung, wie von der gewöhnlichen beobachtet. Man giebt sie also auch in kleinern Gaben.

Cortex salicis laureae. Lorbeerweidenrinde.

(Pharm. bor. S. 19. Handb. der prakt. A. M. L. S. 308.)

Die Rinde der *Salix pentandra L.* ist unter allen Arten der Weidenrinden, die man therapeutisch benutzt hat, die wirksamste. Sie hat einen angenehm gewürzhaften, bittern, balsamischen Geschmack, und wir sind allerdings berechtigt, dieses einheimische Mittel der theuren China zu substituiren, wiewohl es ihr allerdings an Wirksamkeit nicht ganz gleich kommt.

Therapeutische Benutzung. Im allgemeinen paſst sie wo die China gegeben wird, jedoch, nur bei gelindern Schwächegraden, vorzüglich bei gelinden Wechselfiebern, besonders aber kann sie mit Nutzen äuſserlich statt der China, Roſskastanien - und Eichenrinde angewendet werden.

Gabe und *Mischung* und *Zubereitungen* sind völlig wie bei der China, nur bedarf sie noch weit mehr, der flüchtig reizenden Zusätze. Das Extrakt wie die übrigen bittern Extrakte.

Cortex hippocastani. Roſskastanienrinde.

(Pharm. boruss. S. 8. Hdb. der pr. A. M. L. S. 301.)

Die Rinde des *Aesculus hippocastanum L.*, der seit Jahrhunderten schon bei uns einheimisch ist, bietet gleichfalls ein brauchbares Surrogat statt der China dar, und in dieser Hinsicht gilt alles von ihr, was von der Weidenrinde bemerkt ist.

Der äuſsere Gebrauch dieses Mittels statt der China ist vorzüglich zu empfehlen.

Gabe, Mischung und *Form* ist wie bei der China. Das Extrakt kommt der Rinde in Substanz sehr nahe.

Cortex Quercus. Eichenrinde.

(Pharm. boruss. S. 18. Hdb. der pr. A.M.L. S. 307.)

Auch diese Rinde hat man der China substituirt, und sie gehört allerdings zu den anhaltend reizenden Mitteln. Indessen ist der innere Gebrauch nicht anzurathen; die therapeutische Benutzung derselben ist aber für die chirurgischen Krankheiten sehr wichtig, indem sie in allen den Fällen mit Nutzen gebraucht wird, wo man die China empfohlen hat. 1) Zum Verbande unreiner alter Geschwüre und zur Reinigung fistulöser Schäden ist das Dekokt anzuwenden. 2) Bei Mutter- und Aftervorfällen, bei langwierigem weifsen Flusse, bei Hämorrhoiden, Bauchflüssen u. s. w. Einsprützungen von dem Dekokte. 3) Zu Fomentationen bei starken Quetschungen. 4) Zu Gurgelmixturen und Einsprützungen bei asthenischen Entzündungen des Gaumens, der Mandeln u. s. w. 5) Beim Knochenfrafs. 6) Beim kalten Brande. 7) Zu Umschlagen bei Brüchen.

Gabe und *Mischung* wie bei der China.

Cortex simarubae. Simarubenrinde.

(Pharm. bor. S. 19. Hdb. der pr. A.M.L. S. 310.)

Diese amerikanische Rinde von den Wurzeln der *Quassia simaruba L.* hat keinen Geruch; aber einen etwas schleimigen bittren, jedoch zusammenziehenden Geschmach. Sie ist ein kräftiges anhaltend reizendes Mittel, das der Quassia ähnlich ist.

The-

Therapeutische Benutzung. Man hat sie vorzüglich gegen die Ruhr und gegen kronische Diarrhöen, Schleimflüsse u. s. w. empfohlen. Im Ganzen genommen können wir bei dem Besitz unsrer einheimischen bittern Mittel die Simaruba entbehren.

Gabe und *Mischung*. Wenn man sie anwenden will, giebt man sie am passendsten im Dekokte (2—4 Drachmen zu 6 Unzen Kolatur) oder im weinigten Aufgusse. — Passende Verbindungen sind: Valeriana, Serpentaria, Kalmus u. s. w., oder versüfste Säuren, Naphthen, Essenzen u. s. w. Auch zu Klystiren und Einsprützungen kann sie mit Nutzen gebraucht werden.

Radix Columbo. Kolumbowurzel.

(Pharm. boruss. S. 51. Handb. der prakt. A. M. L. S. 699.)

Die Wurzel, deren Mutterpflanze noch unbekannt ist, erhalten wir von der Insel Zeylon. Sie hat einen gewürzhaften dem Mutterkümmel etwas ähnlichen Geruch, und einen anhaltend kräftigen aromatischen bittern Geschmack, der vorzüglich der Rinde eigen ist. Sie gehört zu den kräftigsten bittern Mitteln.

Therapeutische Benutzung. Wir können diese Wurzel in allen den Fällen anwenden, wo wir die bittern Extrakte geben (*S. Herba absinthii*), wenn wir den theuren Preis derselben nicht zu scheuen brauchen. Man hat sie in der Ruhr, in kronischen Durchfällen, bei der Cholera angewandt.

Präparate. Das Kolumboextrakt wird völlig wie die übrigen bittern Extrakte gegeben.

Gabe und *Mischung.* In Substanz zu 1 Skrupel bis zu 1 Drachme *pro dosi*, mit Zimmtblüthen, Muskatnuſs, Ingber, u. s. w. Im weinigten Aufgusse oder im Dekokte tassen- und eſslöffelweise. Die Zusätze von flüchtigern Mitteln sind nothwendig, wenn sie gut ertragen werden soll.

Cortex Angusturae. Angusturarinde.

(Pharm. boruss. S. 15. Handbuch der prakt. A. M. L. S. 250.)

Auch von dieser südamerikanischen Rinde kennen wir die Mutterpflanze noch nicht. Ihr Geruch ist nur schwach gewürzhaft, der Geschmack aber sehr bitter, etwas gewürzhaft und scharf.

Therapeutische Anwendung. Als ein sehr wirksames anhaltend reizendes Mittel verdient sie der China an die Seite gesetzt zu werden, so wie über ihre Anwendung dieselben Regeln gelten. Die Fälle, wo sie vorzüglich paſst, sind folgende. 1) Remittirende Fieber, denen Asthenie zum Grunde liegt. Faulfieber, Gallenfieber, Schleimfieber, u. s. w. 2) Wechselfieber. 3) Zur Nachkur nach asthenischen Krankheiten. 4) Gegen Ruhren, kronische Diarrhöen, und andre Bauchflüsse. 5) Gegen kronische Kachexie, Hypochondrie, Hysterie, gestörte Verdauung, u. s. w. 6) Gegen asthenische periodisch wiederkehrende Uebel. 7) Aeuſserlich in allen Fällen, wo die China paſst.

Gabe und *Mischung*. In Substanz von 10 Gran bis zu 2 Drachmen. Das Dekokt von 1 — 2 Unzen zu acht Unzen Kolatur. Das Infusum zieht nicht alle Bestandtheile aus. Die Zusätze sind wie bei der China.

Radix polygalae amarae. Bittre Kreuzblumenwurzel.

(Pharm. bor. S. 56. Handb. der prakt. A. M. L. S. 710.)

Die Wurzel dieser bei uns einheimischen Pflanze hat keinen Geruch, aber einen süſslich bittern, etwas balsamischen Geschmack. Sie gehört zu den wirksamen anhaltend reizenden Mitteln, das als einheimisch und wohlfeil allerdings angewendet zu werden verdient. Eine besondre Kraft, auf die Organe der Brust zu wirken, die man ihr ehmals zuschrieb, besitzt sie nicht.

Therapeutische Benutzung. Man wandte sie ehmals nur bei Brustkrankheiten, Lungenschwindsuchten, alten Katarrhen u. s. w. an; sie kann aber in den bei der China genannten Krankheiten gebraucht werden.

Gabe und *Mischung.* In Substanz zu 1 — 2 Drachmen *pro dosi.* Im Dekokt 1 — 2 Unzen zu acht Unzen Kolatur. Zusätze wie bei der China.

Radix polygalae senegae. Senegawurzel.

(Pharm. bor. S. 58. Handb. der prakt. A. M. L. S. 723.)

Die Wurzel dieser nordamerikanischen Pflanze hat einen bitterlichen und durchdringend scharfen stechenden Geschmack. Sie gehört zu den wirksamen flüchtigen und anhaltenden Reizmitteln, jedoch können wir derselben unsre wohlfeilern und eben so kräftigen Mittel, den Baldrian, den Kalmus, u. s. w. ohne Nachtheil substituiren.

Therapeutische Anwendung. Vordem gab man sie fast einzig nur bei Brustkrankheiten, Pneumonien, langwierigen Husten, u. s. w., wir können sie aber in allen asthenischen Krankheitsformen anwenden, wo die gelindern Reizmittel von Nutzen sind.

Gabe, Form und Mischung. Man giebt sie in Substanz zu 1 — 2 Skrupel *pro dosi.* Im Aufgusse, welcher die flüchtigen Theile enthält, wie das Infusum der Valeriana, und endlich im Dekokte, das mehr die fixen bittern Bestandtheile enthält, wie die China. Gabe 2 — 6 Drachmen zu 6 — 8 Unzen Kolatur. Mischung und Zusätze sind eben so wie bei der China, und diese sind um so nothwendiger, da die Senega bei empfindlichen Subjekten leicht Uebelkeit, Angst, und Durchfall erregt.

Radix serpentariae virginianae. Virginische Schlangenwurzel.

(Pharm. bor. S. 58. Handb. der prakt. A. M. L. S. 724.)

Diese amerikanische Wurzel hat einen starken, flüchtigen, dem Kampher ähnelnden Geruch, und einen bitterlichen, gewürzhaften, stark erwärmenden Geschmack. Sie gehört zu den besten flüchtig reizenden Mitteln, welche wir besitzen.

Therapeutische Benutzung. Vordem wandte man sie meistens nur beim *typhus* mit sogenannten fauligen Symptomen an; jetzt bedienen wir uns derselben bei allen Fiebern von Schwäche, wo Baldrian, Arnika u. s. w. angezeigt sind. Unter allen einheimischen Mitteln, welche wir der Schlangenwurzel substituiren, scheint der Baldrian ihr am ähnlichsten zu seyn.

Gabe und *Mischung.* Im Pulver zu 10 Gran bis 2 Skrupel. Im Infusum zu 8 Unzen Kolatur 1—1½ Unzen.

Cortex cinnamomi. Zimmt. (Kaneel.)

(Hdb. der prakt. A. M L. S. 290.)

Die Rinde des *Laurus cinnamomum L.*, die wir vorzüglich von der Insel Zeylon erhalten. Der süſsgewürzhafte, etwas stechende und erwärmende Geschmack und der durchdringende balsamische Geruch verrathen schon seine bedeutend reizende Kraft. Der Zimmt gehört daher allerdings zu den kräftigsten flüchtigen Reizmitteln, die wir besitzen.

Therapeutische Benutzung. Vordem bediente man sich der Zimmtrinde fast nur zur Verbesserung des Geschmacks, weil man seine Wirksamkeit nicht zu würdigen wuſste. Wir dürfen ihn vorzüglich empfehlen

1) bei anhaltenden asthenischen Fiebern. Bei den sogenannten Faul- und Nervenfiebern wird die Anwendung des Zimmts nicht bloſs gegen Aufgetriebenheit des Leibes, Koliken, Durchfall u. s. w., sondern überhaupt als allgemeines Reizmittel von Nutzen seyn.

2) Bei asthenischen Krankheiten mit Lokalaffektionen. Asthenische Pneumonie, Rheumatismus, asthenische Blattern, Friesel u. s. w. gehören hieher.

3) bei kronischer Schwäche der Verdauungsorgane.

4) Bei asthenischen Blutflüssen.

5) Bei kronischer Kachexie, Schleimflüssen, unterdrückter Menstruation u. s. w.

Präparate. *Aqua cinnam. simplex s. sine vino.* Das einfache Zimmtwasser ist eins der besten und kräftigsten aromatischen Wasser, das schon allein angewandt bei krampfhaften Zufällen, heftigem Erbrechen, Koliken u. s. w. treffliche Dienste leistet.

Aqua cinnamomi vinosa (spirituosa). Weiniges Zimmtwasser. Neben dem Pfeffermünzwasser wohl das kräftigste von allen. Ein treffliches Reizmittel bei asthenischen Fiebern mit und ohne örtliches Leiden. Sehr passend als Zusatz zu reizenden Absuden und Aufgüssen, und ein sehr gutes und angenehmes Vehikel für die bittern Extrakte.

Syrupus cinnamomi. Sehr angenehm und gelind reizend.

Tinctura cinnamomi. Eins der kräftigsten Reizmittel, welches zur dritten Abtheilung gehört, und in allen den Fällen angewendet werden kann, die oben bei der Rinde selbst angegeben sind.

Oleum aethereum cinnamomi ist ohne allen Zweifel eins der kräftigsten Reizmittel, die wir besitzen, und macht den wirksamsten Bestandtheil der Rinde aus, (S. ätherische Oele in der dritten Abtheilung), der allen übrigen Präparaten ihre Wirksamkeit ertheilt.

Elaeosaccharum cinnamomi. Unter den Oelzuckern eins der angenehmsten und wirksamsten, nur zu theuer.

Gabe und *Mischung.* Von der Rinde in Substanz 10 Gran bis zu einem Skrupel *pro dosi* mit China, Baldrian, Quassia, Kolumbo, u. s. w. Von den Wassern 1—2 Eſslöffel voll. Von der Tinktur 20—100 Tropfen. Von dem ätherischen Oele 1—4 Tropfen. Man kann auch sehr zweckmäſsig einen wässrigen oder weinigen Aufguſs von einigen Drachmen zu 6 Unzen Kolatur anwenden.

Canella alba. Weifser Zimmt.

(Pharm. bor. S. 11. Handb. der prakt. A. M. L. S. 225.)

Die Rinde der *Wintera canella L.*, welche von Jamaika und aus Karolina zu uns kommt, hat einen scharfen, gewürzhaften, nelkenartigen Geschmack, und einen angenehmen gewürzhaften Geruch. Er ist bittrer, minder angenehm, und nicht so stark reizend wie der Zimmt. Er kann übrigens völlig wie der gewöhnliche Zimmt, nur in etwas stärkern Gaben, benutzt werden.

Cassia cinnamomea. Zimmtkassie. (*Cassia lignea.* Mutterzimmt.)

(Pharm. bor. S. 12. Handb. der prakt. A. M. L. S. 235.)

Diese indische Rinde ist dem Zimmt ähnlich, aber bei weitem schwächer, und enthält schleimige Theile. Man wendet diese Rinde seltner an als die

Flores cassiae. (Zimmtblüthen, Zimmtnelken.)

Die noch nicht entwickelten Blumenknospen, welche in ihrer Wirksamkeit dem Zimmt nahe kommen und wohlfeiler sind.

Anwendung, Gabe, Mischung. Völlig wie oben beim Zimmt.

Cassia fistula. Rohrkassie.

(Pharm. bor. S. 12. Handb. der A. M. L. S. 235.)

Eine andre ähnliche Art der Rinde, die nicht so kräftig selten gebräuchlich und entbehrlich ist.

Caryophylli. Gewürznelken.

(Pharm. bor. S. 12. Handb. der pr. A. M. L. S. 234.)

Dieses Gewürz besteht aus den unreifen mit den Blattern getrockneten Blumenkelchen des *Caryophyll. aromaticus L.,* der gleichfalls in Ostindien wächst. Der Geschmack ist scharf, gewürzhaft, heiſs, lange anhaltend, der Geruch kräftig balsamisch.

Sie passen wie der Zimmt trefflich als Zusatz zu den mehr anhaltenden Mitteln, China, Quassia, Weidenrinde u. s. w.

Gabe. 4—6 Gran und mehr.

Macis. Moskatblumen. (Muskatenblumen.

(Pharm. boruss. S. 41. Handb. der pr. A. M. L. S. 553.)

Es ist eigentlich das netzförmige Gewebe, welches die *Nuces moschatae,* Moskatnüsse, bedeckt, die von den molukkischen Inseln zu uns kommen, und die Früchte der *Myristica officinalis L.* sind.

Der Geruch ist balsamisch, angenehm gewürzhaft, der Geschmack etwas bitterlich und scharf.

Die Muskatenblüthen sind wirksamer wie die Nüsse selbst; beide können als treffliche Reizmittel völlig wie der Zimmt und die Zimmtblüthen benutzt werden.

Cardamomum minus. Kleine Kardamomen.

(Pharm. bor. S. 11. Handb. der prakt. A. M. L. S. 233.)

Gleichfalls ein indisches Gewürz, das wie der Zimmt benutzt werden kann.

Semen amomi. Englisch Gewürz. (Nelkenpfeffer, Piment.)

(Pharm. boruss. S. 61. Hdb. der pr. A. M. L. S. 746.)

Von dem *Myrtus pimenta. L.*, die Körner, die einen nelken- und kaneelartigen Geruch und Geschmack haben. Wird gleichfalls wie die obigen benutzt.

Piper album. Weifser Pfeffer.

(Pharm. bor. S. 47. Handb. der pr. A. M. L. S. 666.)

Die Körner von *Piper nigrum L.*, ein ostindisches Produkt. Geschmack und Geruch sind bekanntlich scharf und gewürzhaft. Man mufs den weifsen Pfeffer, der aus den reifen Früchten besteht, von dem schwarzen, oder den unreifen Körnern unterscheiden.

Therapeutische Benutzung. Als ein starkes und wohlfeiles Gewürz statt Muskatnüssen und Zimmt in der Armenpraxis zu benutzen, um die Diät reizender zu machen.

Aeufserlich wird der schwarze Pfeffer im Pulver als Zusatz zu Senfpflastern gebraucht.

Cubebae. Kubeben. *(Piper caudatum.)*

(Pharm. bor. S. 19. Handb. der A. M. L. S. 314.)

Vom *Piper cubeba L.*, auf Java wachsend. Wie die obigen zu gebrauchen.

Semen anisi vulgaris. Anis.

(Pharm. bor. S. 61. Handb. der prakt. A. M. L. S. 747.)

Der Saamen der einheimischen *Pimpinella anisum L.*, ist als ein gutes einheimisches Gewürz zu betrachten, dessen reizende Kraft freilich den ostindischen Gewürzen bei weitem nicht gleich kommt.

Therapeutische Anwendung. Man gebraucht ihn wie den Fenchelsaamen bei gelinden asthenischen Krankheiten der Brust, als Magenmittel, gegen Blahungen, u. s. w.

Präparate. *Oleum aethereum anisi*, und *Elaeosaccharum anisi*, sind wie die übrigen Oele und Oelzucker kräftig reizend, und können abwechselnd mit jenen gegeben werden.

Gabe und *Mischung.* Im Pulver zu einer Drachme *pro dosi*, oder im Theeaufgusse. Das ätherische Oel zu 4—8 Tropfen.

Semen anisi stellati. Sternanis.

Wird völlig wie der gemeine Anis, am meisten in sogenannten Brusttheen, gebraucht.

Semen carvi. Kümmelsaamen.

(Pharm. bor. S. 62. Handb der prakt. A. M. L. S. 748.)

Gleichfalls ein gutes inländisches Gewürz, das vorzüglich nur als Magenmittel in der Medizin benutzt wird.

Präparate. *Oleum carvi,* Kümmelöl, ist minder angenehm, übrigens dem *Ol. anisi* gleich wirkend.

Semen coriandri. Koriandersaamen.

Semen cumini. Römischer Kümmel.

Werden beide wie der Kümmel als Magenmittel gebraucht.

Semen phellandrii. Wasserfenchelsaamen.

(*Semen foeniculi aquatici.*)

(Pharm. bor. S. 64. Handb. d. prakt. A. M. L. S. 761.)

Der Saamen des einheimischen *Phellandrium aquaticum L.* hat allerdings nicht unbedeutende reizende Kräfte, und ist noch wirksamer als der Fenchel.

Therapeutische Anwendung. Man gebrauchte ihn bisher vorzüglich nur bei alten Geschwüren und bei kronischen Lungenkrankheiten. Man kann ihn aber bei mehrern Krankheiten von Schwäche mit Nutzen anwenden. Auch bei Wechselfiebern hat man gute Wirkungen davon gesehen. Der Glaube, dafs er eine specifische Kraft habe, innere Geschwüre der Lunge, Leber, u. s. w. zu heilen, ist thöricht.

Gabe und *Mischung*. In Substanz zu ½ bis 2 Drachmen, mit Zucker, Fenchelsaamen, China, Baldrian, u. s. w. Oder man setzt ihn der China und andern Dekokten zu ½ — 1 Unze zu. Die Landleute verzehren ihn als Hausmittel auf Butterbrodt.

Baccae iuniperi. Wacholderbeeren.

(Pharm. bor. S. 7. Handb. der pr. A. M. L. S. 183.)

Die Beeren des *Iuniperus communis L.*, eines bei uns einheimischen Strauches, verrathen durch ihren starken aromatischen Geruch, und den gewürzhaften süfslich harzigten Ge-

Geschmack die Gegenwart eines ätherischen Oels, welches sie in bedeutender Menge enthalten, und folglich auch reizende Kräfte.

Therapeutische Benutzung. Man hat dieses einheimische und wohlfeile Arzneimittel bisher nur selten, und überhaupt nur bei einzelnen Krankheitsformen angewandt, wo man stärkere Harnabsondrung bewirken wollte. Aufserdem gebrauchte man dieselben als magenstärkend, besonders mit Branntwein. Nach einer richtigern Ansicht von der Wirkungsart der Arzneimittel aber, können wir uns der Wacholderbeeren bei allen gelindern Graden und Formen der Asthenie bedienen. Gewöhnlich hat man sich des Aufgusses ohne Zusatz von andern Reizmitteln bedient; passender ist es aber, ihn mit versüfsten Säuren, Naphthen, Kampher, Opium u. s. w. zu verbinden.

Aeufserlich bedient man sich der Wacholderbeeren zum Räuchern bei arthritischen und rheumatischen Schmerzen, ödematösen Geschwülsten, bei rhachitischen Kindern. Wacholderbranntwein wird von den Landleuten zum Waschen rhachitischer Kinder mit Nutzen gebraucht. Zerquetschte Beeren sind ein passendes Ingrediens von reizenden Umschlägen.

Präparate. *Succus inspissatus juniperi.* Der eingedickte Wacholdersaft wird innerlich wie die Beeren selbst gebraucht. Da bei der Bereitung die flüchtigen Theile verloren gehen, muſs man flüchtig reizende Mittel zusetzen.

Oleum baccarum juniperi. Wacholderbeeröl. Der kräftigste Bestandtheil der Beeren. In kleinen Gaben, wie die Beeren, innerlich und äuſserlich.

Gabe und *Mischung.* Am besten giebt man den Absud von 2 — 3 Drachmen zu 8 Unzen Kolatur mit den oben genannten Zusätzen. Vom eingedickten Saft giebt man eine Auflösung in aromatischen Wassern eſslöffelweise mit Kampher, Opium, Naphthen u. s. w.

Crocus. Safran.

(Pharm. bor. S. 19. Handb. der pr. A M. L. S. 313.)

Der Safran ist das Stigma des *Crocus officinalis L.* Er wächst im Orient, aber auch bei uns. Der Geruch ist durchdringend, etwas betäubend, der Geschmack aromatisch und bitter.

Therapeutische Benutzung. Der Safran ist allerdings ein reizendes Mittel, das in seiner Wirkung einige Aehnlichkeit mit dem Mohnsafte hat. Jetzt ist er fast aufser Gebrauch, nur dafs er von Laien bei stockender Menstruation und gegen gichtische Schmerzen empfohlen wird. Aeufserlich als Zusatz zu zertheilenden und erweichenden Umschlägen bei asthenischen Augenentzündungen, Quetschungen u. s. w.

Aufser den bisher aufgeführten Blumen, Kräutern, Wurzeln und Rinden gehören noch eine bedeutende Menge von andern in diese Abtheilung, deren urspüngliche Wirkung gleichfalls Reizerhöhung ist, die aber wegen ihrer hervorstechenden Einwirkung auf einzelne Organe und Systeme und der davon abhängenden Ausleerung meistens bisher als ausleerende, als urintreibende, purgirende, Wurmmittel, monatsflufstreibende u. s. w. angewendet worden sind. Das Verhältnifs dieser Mittel zu den übrigen Reizmitteln im Allgemeinen ist in der Einleitung aus einander gesetzt worden. Im

Verhältniſs der durch sie bewirkten Ausleerung und Säfteminderung nimmt die reizende Wirkung derselben ab, und sie können sogar als schwächende Mittel wirken; wo aber nach ihrer Anwendung keine Ausleerung erfolgt, werden sie immer als bedeutend reizende Mittel anzusehen seyn.

Radix rhei. Rhabarber.

(Pharm. bor. S. 56. Handb. der pr. A.M.L. S. 711.)

Die Wurzeln des *Rheum palmatum* und *compactum L.*, die in China, Sibirien, Ruſsland, u. s. w. wild wachsen, in mehrern Theilen von Europa aber, und auch in Deutschland kultivirt werden, haben einen gewürzhaften, aber widerlichen Geruch, und einen zusammenziehenden ekelhaft bitterlichen Geschmack. Man findet die Rhabarber in allen ältern Arzneimittellehren unter den Purgirmitteln aufgeführt, weil man sie einzig nur zu diesem Zweck benutzte. Nach einer richtigern Ansicht zählen wir sie hingegen zu den Reizmitteln, so lange sie nicht Leibschmerzen, Ekel, Erbrechen und vermehrte Darmausleerung bewirkt. Sie wirkt hingegen schwächend so bald die Darmausleerung und Säfteentziehung die reizende Wirkung überwiegt. Wegen dieser Nebenwirkung aber bleibt sie immer ein höchst zweideutiges unsicheres Mittel, dessen wir in den meisten Fällen, wo man sie empfohlen hat, leicht werden entbehren können.

1) Bei Krankheiten des Unterleibes. Wo asthenischer Zustand vorhanden ist, wird sie immer höchst unsicher wirken, da sie so leicht laxirt und schwächt. Die oben genannten Reizmittel, welche nicht laxiren, Valeriana, Kalmus, China, Kolumbo, u. s. w. werden unendlich bessere Dienste leisten.

2) In der blutigen und galligten Ruhr, wo man sie so sehr empfohlen hat, schadete man durch die Anwendung derselben in den meisten Fällen, und da, wo sie nicht schadete, wird man die beabsichtigte Wirkung weit sicherer durch andre Reizmittel erreichen.

3) Bei Verstopfungen hat man sie sehr empfohlen. Diese mit Purgirmitteln zu behandeln ist aber überhaupt der unrichtige Weg.

4) Bei Diarrhöen ohne Materie, Schlaffheit des Darmkanals, Neigung zur Säure. Auch hier sind andre Reizmittel, die nicht laxi-

ren, weit sicherer und hülfreicher, als die Rhabarber.

Der einzige zweckmäſsige Gebrauch der Rhabarber wäre demnach auf die Fälle zu beschränken, wo bei allgemeiner Asthenie primaire Unreinigkeiten auszuführen sind. Bei sthenischem Zustande die Rhabarber als Abführungsmittel anzuwenden, würde widersinnig seyn, da wir der positiv schwächenden Laxirmittel uns dort bedienen müssen.

Präparate. *Extractum rhei.* In kleinen Gaben angewendet, wirkt es, wie die bittern Extrakte, reizend auf den Darmkanal. In gröſsern Gaben kann es unter den oben genannten Bedingungen als Abführungsmittel gegeben werden.

Extractum rhei compositum (*Extr. catholicum panchymagogum* Crollii). Besteht nach der Preuſsischen Pharmakopöe aus Rhabarber, Aloe und Jalappe. Es ist völlig entbehrlich.

Tinctura rhei aquosa. Man empfiehlt sie als wenig reizendes Purgirmittel für Schwangere und Kinder. In den meisten Fällen können wir sie aber entbehren, sie paſst unter den nämlichen Bedingungen, wie die Wurzel selbst.

Gabe und *Mischung.* Von der Wurzel in Substanz, um zu laxiren. ½ bis 1 Drachme *pro dosi*, 1, 10 bis 15 Gran, wenn sie nicht abführen soll. Von dem Aufgusse von 2 Drachmen zu 6 Unzen Kolatur 1—2 Eſslöffel voll *pro dosi.* Von dem Extrakt pflegen 10—30 Gran noch nicht abzuführen. Von dem *Extr. compositum* 5—10 Gran, wenn es nicht laxiren soll. Von der wäſsrigen Tinktur 1—2 Eſslöffel voll. In allen Fällen ist die Beimischung andrer Reizmittel, des Baldrians, des Kalmus u. s. w., der versüſsten Säuren, Naphthen, ätherischen Oele und Essenzen sehr zweckmäſsig und in vielen Fällen durchaus nothwendig, um die Schmerzen, den Ekel und das Erbrechen zu heben oder zu verhüten, welches sie für sich allein angewendet leicht bewirkt.

Folia uvae ursi. Bärentraubenblätter.

(Pharm. bor. S 26. Handb. der pr. A. M. L. S. 421.)

Die Blätter von dem bei uns wachsenden *Arbutus uva ursi L.* gehören zu den anhaltend reizenden Mitteln, scheinen aber hervorstechend auf die Harnwege und Zeugungsorgane zu wirken.

Therapeutische Benutzung. Beim weissen Fluss, Tripper, Unvermögen den Harn zu halten, anfangenden Steinbeschwerden, Vereiterungen der Harnwege, hat man gute Wirkungen davon gesehen. Steinauflösend ist es so wenig, wie irgend ein andres Mittel.

Gabe und *Mischung.* Im Pulver 20—40 Gran, Im Dekokt zu 2 bis 4 Drachmen zu sechs bis acht Unzen Kolatur, Zusätze. flüchtig reizende Mittel,

---

Aloe lucida. Glänzende Aloe.

(Pharm boruss. S. 4. Handb. d. pr. A. M. L. S. 113.)

Ein Gummiharz, das aus den Blättern verschiedner Varietäten der *Aloe perfoliata L.* ausfliesst, die aus Asien, von der Insel Barbadoes u. s. w. zu uns kommt. Die glänzende Aloe ist die beste, dann kommt die sokkotorinische, und endlich die Leberaloe (*Aloe hepatica*). Der Geschmack ist sehr widerlich und bitter, und der Geruch harzig und gewürzhaft.

Therapeutische Benutzung. Die Aloe gehört allerdings zu den wirksamen Reizmitteln, und scheint vorzüglich auf den Darmkanal, und besonders auf den untern Theil desselben einzuwirken. Auch bei diesem Mittel müssen wir aber mehr vor der ehedem sehr empfohlnen falschen Anwendung warnen, als dafs wir den Gebrauch desselben empfehlen könnten. Man empfahl sie 1) als Abführungsmittel, wovon man aber wegen der Zufälle, welche sie erregte, längst zurückgekommen ist. 2) Zur Wiederherstellung des Monats- und Hämorrhoidalflusses, wo sie gleichfalls unpassend und nachtheilig ist. 3) In Verbindung mit Opium gegen die Wassersucht (*Pop*) wo sie in Verbindung mit andern Reizmitteln von Nutzen seyn kann. 4) Als Wurmmittel nur in sofern sie laxirt wirksam.

Aeufserlich wendet man sie an, 1) bei alten Geschwüren mit jauchigtem Eiter zum Einstreuen mit Chinapulver. 2) Beim Beinfrafs. 3) Beim feuchten Brande. 4) Bei kronischen Ophthalmien, bei der Epiphora. Das Pulver der Aloe ins Auge zu blasen ist ein sehr unzweckmäfsiges Verfahren. Will man die Aloe anwenden, die man doch bei der Menge andrer guten Augenmittel füglich entbehren könnte: so kann dieſs in einer weinigen Auflösung zu 5 Gran in einer Unze geschehen, die nach Erfordernifs mehr oder minder verdünnt werden kann.

Präparate. *Extractum Aloes.* Was von der Aloe selbst gesagt ist, gilt auch von dem Extrakte.

Gabe und *Mischung.* Von der Aloe gebe man nur kleine Gaben zu $\frac{1}{2}$, 1 — 4 Gran. Von dem Extrakt 3 — 12 Gran. Als Zusatz werden Opium, Kampher, und andre Reizmittel, die nicht laxiren, die passendsten seyn.

Radix Jalappae. Jalappenwurzel.

(Pharm. bor. S. 54. Handb. der prakt. A. M. L. S. 703.)

Die Wurzel des *Convolvulus Jalappa L.*, die aus Mexiko zu uns kommt. Ihr Geruch ist sehr widerlich, der Geschmack scharf, harzig, im Halse kratzend.

Therapeutische Benutzung. Was von der Aloe als Abführungsmittel und Wurmmittel gesagt ist, gilt auch hier. Man hat unendlich viel Mifsbrauch mit der Jalappe als Abführungsmittel getrieben, und sehr häufig eine grofse Schwäche des Darmkanals dadurch hervorgebracht. Nur wo bei asthenischem Zustande des ganzen Organismus, und des Darmkanals insbesondere primaire Unreinigkeiten vorhanden sind, passen die reizenden Purgirmittel. Bei sthenischem Zustande denselben anwenden zu wollen, wäre Unsinn.

Präparate. *Resina Jalappae.* Jalappenharz. Der eigentlich wirksame Bestandtheil der Wurzel, der natürlich noch in viel stärkerm Grade purgirt, als die Wurzel selbst. Es wird noch von vielen Aerzten als Abführungsmittel angewendet; erregt aber leicht heftige Koliken, und bringt durch Ueberreizung und zu starke Ausleerung leicht bedeutende Schwäche des Darmkanals hervor. Will man aber das Jalappenharz anwenden, so gebraucht man die Jalappenseife *Sapo Jalappinus* am passendsten. Eigentliches Wurmmittel ist die Jalappe, und die Präparate derselben nicht; sondern nur in sofern sie abführt.

Gabe. Von der Wurzel in Substanz 10 — 20 Gran. — Von der Resine 4 — 8 Gran. — Von der Jalappenseife die doppelte Quantität wie von dem Harze. Man giebt die Jalappenseife in Emulsionen, Pillen, u. s. w.

Radix hellebori nigri. Schwarze Niesewurzel.

(*Radix melampodii.* Christwurz.)

(Pharm. bor. S. 53. Handb. der prakt. A. M. L. S. 703.)

Die Wurzelfasern des *Helleborus niger L.*, der in Kleinasien wild wächst, aber auch bei uns in Gärten fortkommt, haben frisch einen widrigen scharfen Geruch, und einen ekelhaften bitterlichen, hinterher heifsen und scharfen Geschmack, der eine Betäubung der Zunge zurückläfst. Was von den übrigen drastischen Purgirmitteln gilt, pafst auch auf dieses Arzneimittel.

Therapeutische Anwendung. Als Purgirmittel sollte man den schwarzen Niesewurz gar nicht mehr anwenden. Gegen stockende Menstruation kann die Anwendung des Extrakts in den Fällen, wo die übrigen Reizmittel nicht von Nutzen gewesen sind, erlaubt seyn.

Präparate. *Extractum hellebori nigri.* Das Extrakt ist nur allein noch im Gebrauch. Man will die Anwendung desselben bei der Epilepsie, Manie, Melancholie, bei Wassersuchten, u. s. w. passend gefunden haben.

Gabe. 3 — 5 — 10 Gran in steigender Gabe. In grofsen Gaben purgirt es.

Herba gratiolae. Gnadenkraut.

(Pharm. bor. S. 31. Hdb. der pr. A. M. L. S. 448)

Die Blätter der *Gratiola officinalis L.*, welche auch bei uns einheimisch ist. Der Geschmack ist durchdringend, bitter und scharf. Es wirkt wie die genannten drastischen Mittel, vorzüglich reizend auf den Darmkanal.

Therapeutische Benutzung. Als Purgirmittel wendet man die *Gratiola* nicht mehr an. Vorzüglich bedient man sich ihrer noch in kleinern nicht purgirenden Gaben gegen Wassersuchten und Wurmkrankheiten.

Präparate. *Extractum gratiolae aquosum.* Wendt und andre haben es vorzüglich gegen veraltete Fufsgeschwüre empfohlen. Die Beseitigung des meistens damit verbundnen Allgemeinleidens, ist aber unendlich wichtiger, und wird durch die Anwendung der paſsenden Reizmittel erlangt werden.

Gabe. 10 — 30 Gran in Pulverform. Von dem Extrakt 1 — 10 Gran in steigender Gabe, so daſs es kein Erbrechen und Laxiren erregt.

Scammonium halepense. Skammonium von Aleppo. (Gummi Skammonium.)

(Pharm. bor. S. 61. Handb. der pr. A. M. L. S. 746.)

Der aus der Wurzel ausflieſsende harzigte Saft des *Convolvulus scammonia*, der in Asien zu Hause ist. Er hat anfangs einen schwachen, nachher starken bittern und widerlichen Geschmack.

Therapeutische Benutzung. Wie die übrigen drastischen Purgirmittel, kann aber völlig entbehrt werden, da die Jalappe dieselbe Wirkung thut.

Präparate. *Resina scammonii.* Das Skammoniumharz wirkt äuſserst drastisch, ist aber völlig entbehrlich, und nicht mehr im

Gebrauch. — Mehrere vordem berühmte Mischungen wie das *Diagrydium sulphuratum etc. pulvis Coenamini, Extractum panchymagogum Crollii*, enthielten Skammonium.

Gabe. 2 — 3 bis 10 Gran.

Colocynthis. Koloquinthen.

(Pharm. bor. S. 15. und 89. Handb. der prakt. A. M. L. S. 246.)

Das Mark aus den Früchten der *Cucumis colocynthis L.*, einer in Asien wachsenden Pflanze, von äufserst bitterm, scharfen und widrigen Geschmacke, und einem süfslichen ekelhaften Geruche. Es ist eins der heftigsten drastischen Purgirmittel, das selbst äufserlich auf den Unterleib gelegt, schon purgirt.

Therapeutische Benutzung. Als Purgirmittel am besten gar nicht. In kleinen Gaben, wo es nicht abführt, ist es ein bedeutendes Reizmittel. Es gelten die nämlichen Regeln, wie von den übrigen drastischen Purgirmitteln. Man hat die Koloquinthen bei Wassersucht, Schlafsucht, Schlagflüssen, bei Manie u. s. w. empfohlen. Was davon zu halten sey, geht schon aus dem bei andern drastischen Mitteln Gesagten hervor.

Präparate. Die *Trochisci alhandal*, oder *pulvis colocynthidis gummosus*, bestehet aus dem mit Traganthschleim getrockneten und geriebnen Pulver. —

Extractum colocynthidis aquosum. Wirkt gelinder, übrigens aber eben so, wie die Koloquinthen selbst.

Tinctura colocynthidis. Wirkt auch, wie das Mark. Extrakt und Tinktur hat man bei Wassersuchten, gegen Würmer, und zum Abführen bei Wahnsinnigen äufserlich auf dem Unterleibe eingerieben, indem es auf diese Art schon purgirt.

Gabe. Von dem Marke ½ bis 3 Gran. Von dem Extrakte 2—4—6 Gran. Von der Tinktur, die man auch gegen Zahnschmerzen, gegen den Tripper empfohlen hat, 15—20 Tropfen und mehr.

Gummi guttae. Gummigutt.

(Pharm. boruss. S. 27. Hdb. der pr. A.M.L. S. 432.)

Der durch das Aufritzen des Stammes gewonnene und erhärtete Saft der *Cambogia Gutta*

Gutta L., eines Baumes, der in Ostindien, Ceylon u. s. w. wächst. Er schmeckt anfangs kaum merklich, nachher scharf, und zuletzt etwas süfslich. Auch dieses Mittel hat bedeutende reizende Kräfte, wirkt aber auch als drastisches Purgirmittel, und schwächt durch heftige Ausleerung.

Therapeutische Benutzung. Da es schon in sehr kleinen Gaben leicht Uebelkeit, Erbrechen und Durchfall erregt: so wendet man es nur selten als Purgirmittel an.

Man hat dieses Mittel bei der Wassersucht angewandt und empfohlen. In Verbindung mit versüfstem Quecksilber und Jalappe um abzuführen, und mit Laugensalzen, um es diuretischer wirkend zu machen. Wo es von Nutzen gewesen ist, half es nicht durch die Ausleerung des Wassers, sondern durch seine allgemein reizende Kraft. Auch gegen kronische Hautausschläge, und vorzüglich gegen Würmer und den Bandwurm insbesondre, hat man es mit Nutzen angewandt.

Als drastisches Purgans ist das Gummigutt ein Hauptbestandtheil mancher ehmals geheimen, und berühmten Wurmmittel, z. B. des von Herrenschwandt und Nuffer, von Clossius, u. s. w.

Gabe und *Mischung.* Bei der so sehr verschiednen Reizbarkeit der Subjekte ist es zur Sicherheit nothwendig mit kleinen Gaben von 2 Gran anzufangen, und allmälig zu 10 Gran und darüber zu steigen. Man giebt es in Pillen mit bittern Extrakten, oder in Pulverform mit Zucker, arabischem Gummi, u. s. w. oder auch mit Eidotter abgerieben, in Essig aufgelöset, u. s. f. Durch den Zusatz der Laugensalze soll nach den Beobachtungen der ältern Aerzte die purgirende Kraft gemindert, und die harntreibende vermehrt werden, wahrscheinlich weil durch diese Zusätze seine Reizungskraft überhaupt gemindert wird.

Radix bryoniae. Zaunrübe. (Gichtrübe.)

(Pharm. bor. S. 50. Hdb. der pr. A.M.L. S. 683.)

Die Wurzel der auch bei uns wachsenden *bryonia alba L.,* von einem scharfen widrig bitterm Geschmacke und sehr unangenehmen Geruche.

Sie ist gleichfalls ein drastisches Purgirmittel, das ehmals häufig angewandt wurde.

Therapeutische Anwendung. Man hat sie hauptsächlich in der Wassersucht, Epilepsie, Manie, bei hartnäckigen arthritischen Zufällen empfohlen, und sie kann in Verbindung mit andern Reizmitteln, und in kleinern Gaben gegeben, so dafs sie kein Purgiren erregt, allenfalls von Nutzen seyn; doch wird dieses Mittel bei dem Besitz so vieler andren besseren Reizmittel leicht entbehrt werden können.

Aeufserlich hat man die Zaunrübe in Breiumschlägen beim Kropf, bei Gliedschwämmen, bei Skrofeln und rheumatischen Geschwülsten, als zertheilendes Mittel nicht ohne Nutzen angewandt.

Gabe, Zubereitung. Vordem gebrauchte man vorzüglich den frischausgeprefsten Saft zu 1 — 2 Drachmen *pro dosi*, welches aber die am wenigsten zu empfehlende Form ist, da die Verdauungsorgane dadurch sehr leiden. Wenn man dieses unsichere Mittel anwenden will: so ist ein weiniger Aufgufs von 1 Unze zu 1 Quart, mit Zusätzen von Gewürz und andern flüchtigen Mitteln die beste Form. Gabe. 1 — 2 Efslöffel voll.

Radix Asari. Haselwurzel.

(Pharm. boruss. S. 49. Hdb. der pr. A M. L. S. 681.)

Die Wurzel des auch bei uns wachsenden *Asarum europaeum L.*, die ehmals als Brech- und Niesemittel, ferner gegen Krämpfe und wassersüchtige Zufälle benutzt wurde, jetzt aber fast vergessen, und auch durchaus entbehrlich ist.

Gabe. Als Brechmittel 1 — 2 Skrupel.

Cortex caribaeus. Karaibische Rinde. *(Cortex cinchonae caribaeae.)*

(Pharm. boruss. S. 16. Hdb. d. pr. A. M. L. S. 260.)

Die Rinde der auf Jamaika und andern amerikanischen Inseln wachsenden *Portlandia caribaea.* Der Geruch ist gewürzhaft, der Geschmack anfangs süſslich aromatisch, nachher scharf und bitter.

Sie wird als Brechmittel benutzt und führt auch leicht ab, hat aber keine Vorzüge vor der Ipekakuanha, und kann also völlig entbehrt werden. Zur Ekelkur könnte man sie benutzen, wenn diese überhaupt nach richtigen klinischen Grundsätzen zu dulden wäre. —

Gegen Wechsel-, Faul- und Nervenfieber kann sie schwerlich von Nutzen seyn.

Gabe. Als Brechmittel zehn bis zwanzig Gran.

Radix ipecacuanhae. Brechwurzel.

(Pharm. boruss. S. 54. Hdb. der pr. A. M. L. S 724.)

Ein Produkt des spanischen Amerika, das wahrscheinlich von mehrern Mutterpflanzen (*Psychotria emetica L.? Viola ipecacuanha L.? Euphorbia ipecacuanha L.? Cynanchum ipecacuanha* [Wildenow]) abstammt. Gepulvert hat sie einen ekelhaften Geruch, und einen widerlich bittern scharfen Geschmack. —

Therapeutische Benutzung. 1) Als Brechmittel. Die Brechwurzel hat Vorzüge vor allen übrigen Brechmitteln, indem sie sicherer und minder heftig wirkt, und nur selten purgirt. 2) Als allgemeines Reizmittel gegen krampfhafte Beschwerden, Wassersuchten, schleimiges und konvulsivisches Asthma, Gichtzufälle, Keichhusten, hartnäckige Wechselfieber u. s. w. Will man die Brechwurzel als Reizmittel benutzen, so wird die Mischung mit Opium und andern Reizmitteln sehr zweckmäſsig seyn. Der *pulvis ipecacuanhae compositus* paſst dazu sehr gut, doch mit Entfernung des schwefelsauren Kali's, welches die bezweckte Wirkung hindert. Die Anwendung der Ipekakuanha gegen die Ruhr, gegen Mutterblutungen, kronische Diarrhöen als Brechmittel angewandt, ist unbedingt verwerflich.

Präparate. *Pulvis ipecacuanhae compositus* (*pulvis Doweri*) besteht aus Ipekakuanha, Opium und schwefelsaurem Kali, welches besser wegbleibt.

Gabe zum Erbrechen 15—30 Gran. Der Aufguſs mit Wein wirkt unsicher; zum Reizen 2—6 Gran.

Von dem *pulvis compositus*, wovon 10 Gran 1 Gr. Opium enthalten, 3—5—10 Gran.

Radix scillae. Meerzwiebel. (*Radix squillae.*)

(Pharm. bor. S. 57. Hdb. d. prakt. A. M. L. S. 721.)

Die zwiebelartige Wurzel der *Scilla maritima L.*, die in Frankreich, Spanien, Portugall, u. s. w. an den sandigen Seeküsten wächst.

Der Geschmack ist schleimig, ekelhaft bitter und scharf; der Geruch ist unbedeutend.

Therapeutische Benutzung. Die Meerzwiebel gehört zu den anhaltend reizenden Mitteln, wirkt aber hervorstechend auf die Organe der Respiration und Harnabsondrung. Man wendet sie vorzüglich an 1) bei kronischen Brustbeschwerden. Beim schleimigten und kramphaften Asthma, bei kronischem Husten, bei der *phthisis pituitosa*, u. s. w. Freilich müssen die übrigen reizenden Mittel China, Nelkenwurzel, Baldrian, u. s. w. damit verbunden werden. 2) Bei Wassersuchten, wo sie allerdings oft sehr gute Dienste leistet. 3) Bei asthenischen Fehlern der Urinwege. Ansammlung von Gries und Sand, Harnverhaltung, u. s. f.

Präparate. *Acetum scilliticum*, ist gehörig zubereitet ein kräftiges Mittel, über dessen innern Gebrauch alles gilt, was von der Squilla in Substanz gesagt ist. Bei Wassersuchten, bei asthmatischen Anfällen, u. s. w. giebt man ihn in Verbindung mit andern Reizmitteln, Guajak, Asa fötida, Chinadekokten, u. s. w.

Aeufserlich dient der Meerzwiebelessig zur Verstärkung der Senfpflaster. Zu

Gurgelwassern paſst er nicht als Zusatz, da er leicht Schmerzen und Beschwerden im Halse vermehrt. Klystire mit Meerzwiebelessig versetzt, befördern gemeiniglich die Harnabsondrung.

Oxymel scillitioum, Meerzwiebelhonig. Ein andres wirksames Präparat der Meerzwiebel, das eben so angewandt wird wie die Zwiebel in Substanz.

Gabe und *Mischung*. Von dem Pulver ½ bis 3 Gran. Grössere Gaben erregen leicht Uebelkeit und Erbrechen. Passende Zusätze sind Kampher, Mohnsaft, China, Baldrian, Zimmt, Pommeranzenschaalen, u. s. w. Die Verbindung mit Mittelsalzen ist nachtheilig. Leichter wird sie im weinigten Aufgusse mit geistigen Wassern versetzt ertragen. Auch in Pillen mit bittern Extrakten, China, Opium, u. s. f. Von dem Meerzwiebelessig giebt man 1 — 2 Drachmen. Von dem Meerzwiebelhonig für sich allein 1 — 2 Drachmen, oder in Verbindung mit reizenden Mixturen.

Semen cinae. Wurmsaamen.
(*Semen santonici.* Zitwersaamen.)
(Pharm. bor. S. 62. Handb. der pr. A. M L. S. 748.)

Der Saamen der in Arabien und Palästina wachsenden *Artemisia iudaica L.* Der Geruch ist eigenthümlich, stark und widrig, der Geschmack scharf, bitter, harzigt und ekelerregend. Der Levantische ist der beste.

Therapeutische Benutzung. Es ist eins der gebräuchlichsten und bewährtesten Wurmmittel, und verdient allerdings vor manchen andern den Vorzug, da es nicht schwächend, sondern bei mäfsigem Gebrauche reizend und stärkend auf den Darmkanal einwirkt.

Gabe und *Mischung.* Man giebt am passendsten das Infusum von 2—4 Drachmen zu 6 Unzen Kolatur, mit andern Wurmmitteln, *Valeriana*, *Rad. filicis.* Mit aromatischen Zusätzen *Cortex aurantior.*, Zimmt, Kalmus u. s. w. Auch in Pulver giebt man den Wurmsaamen bei Erwachsenen zu einer Drachme. Auch in Latwergen mit bittern Pflanzenextrakten und andern kräftigen Wurmmitteln gemischt. Abführende Mittel können gleichfalls damit verbunden oder hinterher gegeben werden.

Herba tanaceti. Rainfarn.

(Pharm. bor. S. 37. Handb. der pr. A. M. L. S. 468.)

Das Kraut einer bei uns häufig wild wachsenden Pflanze, *Tanacetum vulgare L.* Der Geschmack ist sehr bitter und der Geruch stark und balsamisch.

Therapeutische Benutzung. Als anhaltend reizendes und als Wurmmittel. Bei Schwäche der Verdauung u. s. w. ehmals wohl gebräuchlich, jetzt durch andre verdrangt.

Flores tanaceti und *Semina tanaceti.*

(Pharm. bor. S. 23. Handb. der pr. A. M. L. S. 416.)

Werden gleichfalls als kräftige Wurmmittel benutzt.

Präparate. Das Extrakt, wie die übrigen bittern Extrakte und zugleich als kräftiges Wurmmittel zu gebrauchen.

Gabe und *Mischung.* Blumen und Kraut giebt man in Latwergen zu 1 Skrupel bis 2 Drachmen, oder im Aufgusse 2—3 Drachmen zu 6 Unzen Kolatur. Von dem Saamen giebt man 10 Gran bis zu einer Drachme. Das Extrakt ist ein sehr passender Zusatz zu Wurmlatwergen.

Semen sabadilli. Sabadillsaamen.

(Pharm. bor. S. 64. Handb. der pr. A. M. L. S. 763.)

Der Saamen des *Veratrum sabadilla L.* (?) aus Mexiko. Ohne Geruch, aber von scharfem, widrigem brennendem Geschmacke.

Therapeutische Benutzung. Es ist ein sehr drastisch wirkendes Wurmmittel, wird nur noch gegen den Bandwurm gebraucht, und erfordert die gröfste Vorsicht. Auch wird er äufserlich mit gutem Erfolge gegen Kopfungeziefer gebraucht.

Gabe. 5 Gran bis zu 1 Skrupel in Substanz, am passendsten mit bittern Extrakten und Syrupen.

Das Dekokt ist unsicherer. In Klystiren gegen Askariden erregt es leicht Ekel und Erbrechen.

Radix filicis. Farnkrautwurzel.

(Pharm. bor. S. 52. Handb. der prakt. A. M. L. S. 701.)

Die Wurzel des bei uns einheimischen *Polypodium filix mas L.* Der Geruch ist schwach, aber unangenehm; der Geschmack bitter und etwas zusammenziehend.

Therapeutische Benutzung. Seit alten Zeiten ein gewöhnliches, und nicht unwirksames Wurmmittel, das man auch gegen den Bandwurm zuweilen mit Erfolg angewandt hat.

Gabe und *Mischung.* In Substanz 1—2 Drachmen in steigender Gabe anzuwenden, mit *Sem. cinae.*, Baldrian, u. s. w. Im Aufguſs von 2—3 Drachmen zu 6 Unzen Kolatur mit Wurmsaamen, Baldrian, und den übrigen Wurmmitteln.

Nuces juglandes immaturae. Unreife Wallnüsse.

(Pharm. bor. S. 45. Handb. der prakt. A. M. L. S. 591.)

Die unreifen Früchte der jetzt auch bei uns einheimischen *Juglans regia L.*, und die äussere grüne Schaale (*putamen nucum juglandum*,) sind ein bittres anhaltend reizendes

Mittel, das zugleich mit Nutzen gegen Würmer gebraucht wird.

Therapeutische Benutzung. 1) Wurmmittel. 2) Die Abkochung bei alten und unreinen Geschwüren, Fisteln, u. s. w., wie China und Weidenrindendekokt. Gegen Würmer gebraucht man gemeiniglich das Extrakt (*Extr. nucum juglandum immatur.*)

Gabe und *Mischung.* Das Dekokt zum äuſsern Gebrauch mit Eichenrinde, Weidenrinde, u. s. w. eine halbe Unze zu 6 — 8 Unzen Kolatur. Das Extrakt in Wurmlatwergen.

Cortex geoffreae surinamensis. Surinamische Geoffreenrinde.

(Pharm. bor. S. 14. Handb. d. prakt. A. M. L. S. 299.)

Frisch besitzt sie einen eignen ekelhaften Geruch, und beim Käuen einen gelinden bittern Geschmack. Sie bewirkt in starken Gaben Erbrechen und Purgiren.

Therapeutische Benutzung. Nur als Wurmmittel gegen alle Arten der Eingeweidewürmer

Gabe und *Mischung.* Von dem Dekokt von ½ Unze zu 6 — 8 Unzen Kolatur Eſslöffelweise. Passende Zusätze sind solche Wurmmittel, die zugleich reizend auf den Darmkanal wirken, z. B. Baldrian, und andre reizende Mittel. In Klystiren gegen Askariden. Essig und Salzklystire thun die nämlichen Dienste.

Helmintochorton. Wurmmoos.

(Pharm. bor. S. 27. Handb. der prakt. A. M. L. S. 435.)

Eine Art der Conferve (*Conferva helmintochortos*) aus Korsika. Der Geruch ist unangenehm, dumpfig; der Geschmack salzig ekelhaft.

Therapeutische Benutzung. Als Wurmmittel, besonders gegen Spuhlwürmer.

Gabe und *Mischung.* Im Pulver zu 1 Skrupel bis ½ Drachme mit *Rad. filicis,* u. s. w. oder im Dekokt von 2 — 3 Drachmen zu 6 Unzen Kolatur mit Baldrian, Farnkrautwurzel, Reinfarn, u. s. w.

Unter den nun folgenden Reizmitteln werden gleichfalls einige als wirksame Wurmmittel angewandt, doch ist dieses nicht ihre wichtigste Benutzung, wie es bei den vorstehenden zur bequemern Uebersicht neben einander gestellten, der Fall war.

Asa foetida (depurata). (Gereinigter) stinkender Asand.

(*Gummi asae foetidae.* Teufelsdreck.)

(Pharm. bor. S. 6. und 78. Handb. der prakt. A. M. L. S. 177.)

Der stinkende Asand ist der aus der Wurzel und den Blättern unten am Stamme hervorquillende milchichte und an der Luft verhärtete Saft der *ferula asa foetida L.*, die in Persien und der Levante wächst. Geruch und Geschmack sind knoblauchähnlich, bitter und scharf und höchst widrig. Gummöse, resinöse Theile und ein ätherisches Oel, sind seine wirksamen Bestandtheile.

Therapeutische Benutzung. Der stinkende Asand gehört zu den besten Reizmitteln der zweiten Abtheilung, und scheint ausser der allgemeinen Wirkung noch hervorstechend auf die Organe der Brust und des Unterleibes zu wirken. Die Ideen von seiner auflösenden Wirkung sind veraltet. Wir wenden den Asand an

1) Bei mehrern Formen mit allgemeiner kronischer Schwäche. Bauch- und Brustwassersucht, Hypochondrie, Hysterie, Gelbsucht, gestörte Verdauung, Windkoliken, Wurmfieber, u. s. w. gehören besonders hieher.

2) Bei stockender Menstruation.

3) Bei asthenischen Brustbeschwerden, Keichhusten, Schleimhusten, Krampfasthma,

4) Aeufserlich da, wo kräftige Reizmittel passen; bei Wasseransammlungen in Gelenkhöhlen, bei kalten Geschwülsten, bei asthenischen Entzündungen, bei Balggeschwülsten, flechtenartigen Ausschlägen u. s. w. Die Anwendung des Pflasters, oder auch einer Auflösung in warmen Essig, mit Schierlingsextrakt, Kampher, Ammoniak u. s. w. sind dann am passendsten.

5) Gegen die Würmer. Die Asandtinktur macht einen Bestandtheil mancher gegen den Bandwurm gerühmter Mittel aus.

Prä-

Präparate. *Tinctura asae foetidae.* Ein sehr kräftig reizendes Mittel der dritten Abtheilung, das in allen den Fällen wie der Asand selbst gebraucht werden kann. *Emplastrum asae foetidae.* Wie das *Empl. cicutae*, *hyoscyami*, u. s. w. als reizendes Mittel anzuwenden.

Gabe und *Mischung*. Von dem Asand 5—20 Gran in Pillenform; oder mit Eigelb aufgelöst mit aromatischen Wassern. Passende Zusätze sind bittre Extrakte, Kampher, Baldrian und andre reizende Mittel. Von der Tinktur innerlich 40—100 Tropfen. Aeußerlich dient sie bei Geschwüren wie *Tinctura myrrhae*.

Ammoniacum depuratum. Gereinigtes Ammoniak.

(*Gummi ammoniacum.* Ammoniakgummi.)

(Pharm. bor. S. 78. Handb. der prakt. A. M. L. S. 124.)

Das Gummiharz einer noch unbekannten Mutterpflanze, welches aus Afrika und aus Ostindien zu uns kommt. Es hat einen knoblauch- und Bibergeil ähnlichen Geruch, und einen anfänglich süßsen, nachher widerlich bittern Geschmack.

Therapeutische Anwendung. Es ist eins der kräftigsten Reizmittel der zweiten Abtheilung, erfordert aber nicht zu sehr geschwächte Thätigkeit der Verdauungswerkzeuge, um ertragen zu werden, und paſst daher selten bei fieberhaften Zuständen. Man empfiehlt es vorzüglich 1) bei allen Formen und Arten der Wassersucht, vorzüglich Bauch- und Brustwassersucht. 2) Bei stockendem Monatsflusse. 3) Bei Hypochondrie, asthenischer Manie, u. s. w. 4) Bei asthenischen Brustbeschwerden, beim schleimigten und konvulsivischen Asthma, nach asthenischen Pneumonien, u. s. f. 5) Gegen die Gelbsucht. 6) Aeuſserlich da wo kräftige Reizmittel passen; in allen den Fällen, die wir beim Asand aufgeführt haben, vor dem es noch den Vorzug in dieser Hinsicht verdient.

Präparate. Das *Emplastrum ammoniaci.* (*Emplastr. gummosum.*) Hdb. d. pr. A. M. L, S. 325.) eins der kräftigsten äuſsern Reizmittel bei asthenischen Entzündungen, die in Eiterung gebracht werden sollen, bei nachbleibenden Verhärtungen bei Geschwülsten und Wasserversammlungen in Gelenken, bei Drüsenverhärtungen am Halse, bei Hodenverhärtungen, u. s. w.

Gabe und *Mischung.* Das Ammoniak wird zu 5 — 15 Gran gegeben; grössere Gaben purgiren leicht. In Auflösungen mit Eigelb, oder in Emulsionen mit arabischem Gummi, u. s. w. In Pillen mit stinkendem Asand, bittern Extrakten, Ochsengalle, u. s. w. Aeufserlich das *Emplastrum* oder den Breiumschlag mit Essig oder Wein.

Galbanum depuratum. Mutterharz. *(Gummi galbanum.)*

(Pharm. bor. S. 26. und 78. Handb. der prakt. A. M. L. S. 425.)

Kommt auch aus Afrika und Ostindien, von *Bubon galbanum L.*, hat einen scharfen durchdringenden Geruch, und einen bittern Geschmack.

Therapeutische Benutzung. Es kommt dem Ammoniakgummi völlig in seiner reizenden Wirkung gleich, und ist oft noch wirksamer. Es pafst in allen bei jenem angegebnen Fällen.

Gabe und *Mischung.* 10 — 40 Gran. Das Ammoniak, der Asand, und die bei jenen angegebnen Mittel sind passende Zusätze. Aeufserlich wird es nicht für sich allein angewandt, ist aber ein Hauptbestandtheil mancher reizenden Pflaster, z. B. das *Empl. lithargyr. comp.*, *Empl. sulph.*, u. s. w.

Myrrhae. Myrrhen. *(Gummi myrrhae.)*

(Pharm. bor. S. 44. Handb. der prakt. A. M. L. S. 590.)

Ein Gummiharz, das in Aegypten und Arabien aus der Rinde eines noch unbekannten Gewächses quillt. Der Geschmack der ächten Myrrhe ist scharf und bitter, der Geruch stark und aromatisch. Wirksam ist die Myrrhe durch die resinösen Theile und ein ätherisches Oel, welches sie enthält.

Therapeutische Benutzung. Innerlich wie das Ammoniakgummi und den stinkenden Asand. Beim schleimigten Asthma thut sie oft sehr gute Dienste, besonders im Extrakt angewandt. Uebrigens kann man sie in allen beim Asand und Ammoniak genannten Fällen anwenden; vorzüglich ist sie aber bei stockender Menstruation und bei Hysterie im Gebrauch.

Aeufserlich wendet man sie als ein treffliches Reizmittel sehr häufig an. 1) Bei unreinen fauligten Geschwüren im Pulver eingestreut. 2) Beim kalten Brande im Pulver und in der Tinktur. 3) B im Knochenbrande. 4) Bei asthenischen Entzündungen im Halse — brandiger Bräune — in Gurgelmixturen. 5) Bei krankhafter Beschaffenheit des Zahnfleisches und der Zähne. In Zahnmixturen, Zahnpulvern u. s. w.

Präparate. *Extractum myrrhae.* Wie die Myrrhe selbst zu gebrauchen, nur wegen Mangel der resinösen Theile nicht so stark und flüchtig reizend.

Tinctura myrrhae wird innerlich nur selten, aufserlich aber desto mehr als ein treffliches Reizmittel angewandt.

Gabe und *Mischung.* In Substanz 4 — 8 — 12 Gran in eben den Verbindungen, wie Ammoniak und Asand. Vom Extrakt 10 — 30 Gran. — Von der Tinktur 20 — 40 Tropfen.

Kino. Kinoharz. (*Gummi kino s. gambiense.*)

(Pharm. bor. S. 39. Handb. der pr. A. M. L. S. 529.)

Von einem noch unbekannten Baum in Afrika. Der Geschmack ist stark zusammenziehend. Geruch hat es nicht.

Therapeutische Benutzung. Als ein zusammenziehendes, und also anhaltend reizendes Mittel, hat man es mit Nutzen bei kronischen Diarrhöen, bei Schleimflüssen aller Art mit Nutzen angewandt. Auch gegen asthenische Blutflüsse hat man es empfohlen; doch werden hier flüchtigere Reizmittel von grösserm Nutzen seyn, wenigstens müssen sie vorausgehen.

Aeuſserlich wird das Kino als blutstillendes Mittel mit Nutzen gebraucht, zu welchem Zwecke es in Weingeist aufgelöst, oder auch im Pulver angewandt wird.

Gabe und *Mischung.* In Substanz zu zehn bis zwanzig Gran. Oder in einer Auflösung von Weingeist, mehr oder weniger verdünnt.

Elemi. Elemi. (*Gummi elemi.* Oelbaumharz.)

(Pharm. bor. S. 20. Handb. der prakt. A. M. L. S. 321.)

Ist flüchtig reizend wie alle Resinen, wird aber nur zu reizenden Pflastern benutzt.

Olibanum. Weihrauch. (*Thus.*)

Nur als Räuchermittel im Gebrauch.

Mastiche. Mastix.

Wird nur als Käumittel benutzt gegen übelriechenden Athem. —

Styrax in granis. Styrax in Körnern.

Wird nur zum Räuchern gebraucht.

Styrax liquidus. Flüssiger Styrax.

Wird zu einigen Salben und Pflastern gebraucht.

Succinum. **Bernstein.**

Wird gleichfalls nur zum Räuchern gebraucht.

Terebinthina laricina. **Venedischer Terbenthin.**

(Pharm. boruss. S. 67. Hdb. der pr. A. M. L. S. 824.)

Der Terbenthin ist ein aus den meisten Fichtenarten aus dem Stamme hervorquellender balsamischer Saft. Der Venedische Terbenthin kommt von *Pinus Larix L.* und ist die beste Sorte. Der Geruch ist stark, harzig, balsamisch, der Geschmack unangenehm, bitter und stechend. Harzige Theile und ein atherisches Oel machen den Terbenthin wirksam.

Therapeutische Benutzung. Innerlich hat man den Terbenthin als ein kraftiges Reizmittel bei hartnäckiger asthenischer Gicht, bei Harnbeschwerden, bei Wassersucht u. s. w. angewandt (S. *Oleum terebinthinae*).

Gabe und *Mischung.* 5 — 20 Gran *pro dosi* mit Eigelb abgerieben als Zusatz zu reizenden Mixturen. Zu 8 Unzen 1 bis 2 Drachmen Terbenthin.

Oleum terebinthinae. Terbenthinöl (*Spiritus terebinthinae.* Kienöl.)

(Pharm. boruss. S. 127. Handb. der pr. A. M. L. S. 622.)

Ist das vom Terbenthin durch Destillation abgeschiedne wesentliche Oel, das den wirksamsten Bestandtheil desselben ausmacht. Es ist eins der wirksamsten und zugleich das wohlfeilste ätherische Oel.

Therapeutische Benutzung. Es ist ein sehr durchdringend und flüchtig reizendes Mittel, das aber hier vorstechend auf die Organe der Harnabsondrung wirkt. Man benutzt es 1) gegen Krankheiten der Harnwege, bei Steinschmerzen, bei Vereiterungen der Harnwege. 2) Bei der Wassersucht. 3) Gegen Gallensteine, und davon entstehende Koliken (das Durandesche Mittel). 4) Gegen hartnackige asthenische Gichtbeschwerden.

Aeufserlich ist es sehr wirksam. 1) Bei Flechsen und Nervenverletzungen. 2) Beim heifsen und kalten Brande. 3) Beim Knochenfrafs. 4) Zur Zertheilung der sogenannten kalten Geschwülste. 5) Gegen Eingeweidewürmer auf dem Leibe eingerieben.

Gabe und *Mischung*: Am besten in kleinen Gaben zu 2—5 Tropfen und allmälig gestiegen. Grofse Gaben haben oft geschadet. Passende Zusätze um es milder zu machen, sind Eigelb, Zucker, arabisches Gummi, u. s. w. um die Wirkung zu verstärken. Kampher, Mohnsaft, Hyoscyamusextrakt, Weingeist, u. s. w. Zum äufsern Gebrauch verbindet man es mit fetten Oelen, Weingeist; oder als Zusatz zu Pflastern und Salben.

Terebinthina communis. Gemeiner Terbenthin.

Wird meistens nur zu Salben und unter Klystire gebraucht, könnte aber wohl zum äussern Gebrauche statt des Terbenthinöls benutzt werden. Der gemeine Terbenthin kommt von dem *Pinus sylvestris L.*

Terebinthina cocta. Gekochter Terbenthin.

Er hat sein ätherisches Oel gröfstentheils durch das Kochen verloren, und wird nur zu Pflastern gebraucht.

Turiones pini. Fichtenknospen.

(Pharm. boruss. S. 68. Hdb. der pr. A. M. L. S. 842.)

Ist eigentlich ein Mittel, das wir sehr gut entbehren können, da die Wirkung von dem Terbenthinöl abhängt. Will man sie dennoch anwenden: so ist ein Infusum die passendste Form. Man empfiehlt sie bei rheumatischen und gichtischen Zufällen, kronischen Ausschlägen, Hysterie und Hypochondrie. Die *Tinctura pini composita*, ist ein kräftiges Reizmittel der dritten Abtheilung. (S. die Tinctur.)

Resina guajaci nativa. (Gummi guajacum.)

(Pharm. boruss. S. 59.)

und

Resina ligni guajaci. Guajakharz.

(Pharm. boruss. S. 134. Hdb. der pr. A. M. L. S. 734.)

Das erste quillt aus dem Stamme des *Guajacum officinale L.*, und enthält mehr gummöse Theile; das zweite wird mit Weingeist ausgezogen und ist mehr Resine. Der Geschmack ist scharf und beissend.

Therapeutische Benutzung. Ein gutes kräftig wirkendes Reizmittel, das aber bedeutende Energie der Verdauungsorgane fordert, um verdaut und ertragen zu werden; bei Fiebern paſst es nicht. Es ist dem Ammoniak und den übrigen Gummiharzen in Hinsicht seiner Wirkung sehr ähnlich. Vorzüglich paſst es 1) bei arthritischen und rheumatischen kronischen Beschwerden. 2) Bei kronischen Exanthemen. 3) Auch bei Verstopfungen des Unterleibes hat man es angewandt.

Präparate. *Sapo guajacinus.* Die Guajakseife ist bei den kraftigern Präparaten dieses Mittels innerlich entbehrlich. Aeusserlich mit Weingeist giebt sie ein kräftiges Mittel bei Lähmungen, kalten Geschwülsten, Frostbeulen u. s. w.

Tinctura ligni guajaci. Wird wie die *Resina guajaci* gebraucht.

Tinctura guajaci ammoniata (*Tinctura guajaci volatilis*) ist eins der kraftigsten und durchdringendsten Reizmittel der dritten Abtheilung. (S. die Tinkturen.)

Gabe und *Mischung.* Vom Guajakharz in Substanz 5 — 20 Gran mit Zucker, Pommeranzenschaalen, Zimmt u. s. w., oder in Pillen mit bittern Extrakten und flüchtig reizenden Mitteln. Von der Tinktur eine halbe bis ganze Drachme mit Opiattinktur, Kampher u. s. w. Von der flüchtigen Guajaktinktur (*Tinctura guaj. ammoniata*) 1 Skrupel bis zur Drachme.

Liquor ammonii acetici. Essigsaurer Ammoniumliquor.

(*Spiritus s. sal mindereri, sal ammoniacum acetatum, acetum ammoniacale.* —)

(Pharm. bor. S. 112. Handb. der prakt. A. M. L. S. 537.)

Man hatte vordem viel zu hohe Begriffe von der reizenden Wirkung dieses Mittels. Er gehört zu den gelindesten Reizmitteln der zweiten Abtheilung. Wir benutzen ihn als allgemeines Reizmittel. 1) Bei Fiebern von den niedern Schwächegraden. 2) Bei hitzigen und kronischen Ausschlagskrankheiten mit Asthenie. 3) Bei asthenischem Lokalleiden der Brust und des Unterleibes. Asthma, Keichhusten, stockende Menstruation, Krämpfe, Hysterie und Hypochondrie gehören hieher. 4) Bei Gicht und Rheumatismus. 5) Aeuſserlich als reizendes und zertheilendes Mittel.

Gabe. Von einer Drachme bis zu einer Unze *pro dosi.* Kleinere Gaben sind unwirksam. Zusätze: aromatische Wasser, versüſste Säuren, Opiattinktur u. s. w.

Benzoe. Benzoe.

(*Gummi benzoes — Asa dulcis — Benzoe amygdalodes.*)

(Pharm. bor. S. 8. Handb. der prakt. A. M. L. S. 192.)

Das Benzoeharz kommt vom *Styrax benzoe* aus Ostindien. Der Geruch ist äuſserst angenehm und aromatisch, besonders wenn es erwärmt wird. Der Geschmack ist scharf, balsamisch.

Therapeutische Benutzung. Vordem gegen Engbrüstigkeit, Husten, gegen kronische Asthenie, Bleichsucht, Hysterie und Gicht. Jetzt fast nur noch zum Räuchern, bei Gichtzufällen, Lähmungen u. s. w.

Präparate. *Tinctura benzoes.* Ein Schönheitsmittel; völlig entbehrlich.

Tinctura benzoes composita. Zusammengesetzte Benzoetinktur, statt des zusammengesetztern *balsamum commendatoris, s. trau-*

maticum. Wird wie die *Tinctura myrrhae* gebraucht.

Sagapenum depuratum. Sagapengummi.

(Pharm. boruss. S. 60. Handb. d. pr. A. M. L. S. 729.)

Wie Ammoniak und Asand zu gebrauchen. Bei dem Besitz jener aber entbehrlich.

Sandaraca. Wacholderharz.

Nur als Zusatz zu reizenden Pflastern.

Sanguis draconis. Drachenblut.

Ein Harz, das nur noch zu Zahnpulvern gebraucht wird.

Balsamum peruvianum (nigrum) (Balsamum indicum.) Schwarzer Perubalsam.

(Pharm. bor. S. 8. Hdb. der pr. A. M. L. S. 187.)

Kommt aus Peru vom *Myroxylon peruiferum L.* Der Geruch ist angenehm aromatisch; der Geschmack heiſs, bitter.

Therapeutische Anwendung. Ehmals innerlich gegen Lungengeschwüre; nach Diarrhöen, Ruhren, u. s. w. um die Schwäche zu heben. Jetzt nur noch äufserlich zu reizenden Einreibungen mit Kamphergeist u. s. w. Gegen Flechsen- und Nervenwunden, bei Geschwüren, u. s. w. haben wir wirksamere und wohlfeilere Mittel.

Balsamum peruvianum album. Weisser Perubalsam.

Kommt nie ächt nach Europa.

Balsamum copaivae. Kopaivabalsam.

(Pharm. bor. S. 7. Handb. der pr. A. M. L. S. 187.)

Er quillt aus der *Copaifera balsamum L.* in Südamerika. Geruch sehr angenehm; Geschmack bitter, heifs, etwas beifsend.

Therapeutische Benutzung. Man empfiehlt ihn gegen Nachtripper, Geschwüre der Harnröhre, weifsen Flufs. Die Wirkung ist unsicher, und das Mittel entbehrlich.

Gabe.

Gabe und *Mischung.* 20 — 30 Tropfen in Emulsionen.

Mixtura oleosa balsamica. Oelbalsam. *(Balsamum vitae Hoffmanni.)*

(Pharm. bor. S. 119. Handb. der prakt. A. M. L. S. 573.)

Diese Mischung kann allerdings in den Fällen, wo kräftige äufsere Reizmittel angezeigt sind, von Nutzen seyn; kann aber durch einfachere Mittel, die nicht so kostbar sind, ersetzt werden. Aetherische Oele mit Weingeist und Kampher thun dieselben Dienste.

Eine andre Klasse von Arzneimitteln, welche gleichfalls zu der zweiten Abtheilung der Thätigkeit mehrenden Mittel gehören, sind die Eisenmittel.

Ferrum. Eisen. *(Mars.)*

(Pharm. bor. S. 20. Handb. der pr. A M. L. S. 385.)

Das Eisen ist das einzige Metall, das im metallischen, wie im oxydirten Zustande als ein Thätigkeit erhöhendes Mittel angesehn werden kann. Wir betrachten das Eisen als ein anhaltend reizendes Mittel. Der

Hypothese von Brandis, daſs das Eisen chemisch wirke, und den rothen Bestandtheil im Blute erzeuge, können wir nicht beistimmen. Die Eisenmittel wirken als allgemeine Reizmittel, zunächst aber auf die Verdauungswerkzeuge. Sie sind zu empfehlen: 1) bei der Bleichsucht. Das Eisen in Substanz, die eisenhaltigen Wasser (*Driburger, Pyrmonter* u. s. f.) und andre Eisenmittel sind von jeher als sehr wirksam bei dieser Krankheit empfohlen. Flüchtige Zusätze sind sehr nothwendig. 2) Bei kronischen Schleimflüssen aller Art. 3) Bei Hypochondrie und Hysterie. 4) Bei Astrophie, Rachitis, Skropheln. 5) Rheumatismen, Gicht, Podagra. 6) In der Rekonvalescenz nach allgemeinen Krankheiten. 7) Gegen Würmer.

Gabe, Bereitung und *Mischung.* Es ist bekannt, daſs das Eisen bei zu sehr gesunkner Thätigkeit der Verdauungsorgane nicht ertragen wird, und dann üble Zufälle erregt. Vorsichtige Anwendung des Eisens in kleinen Gaben und Verbindung mit flüchtigern Mitteln ist daher durchaus nothwendig. Passende Zusätze sind: Baldrian, Pommeranzenschaalen, Zimmt, Zimmtblühten, Gewürznelken

u. s. w. Sehr empfindliche Subjekte, z. B. hysterische Weiber ertragen das Eisen in Substanz gar nicht. Das gepulverte Eisen *ferrum pulveratum* (*Limatura martis praeparata*) wird mit den genannten Zusätzen zu 3 — 5 — 10 Gran gegeben, indem man vorsichtig mit der Gabe steigt. — Auch in Pillen mit bittern Extrakten und den genannten Mitteln.

Der Präparate von Eisen giebt es eine grofse Menge. Manche von denen, welche die Preufsische Pharmakopöe enthält, sind überflüssig, andre hingegen sind treffliche Mittel, die leichter ertragen werden, und kräftiger wirken, als das Eisen allein.

Ferrum oxydatum (fuscum). (graues) Eisenoxyd. (*Crocus martis aperitivus.*)

Ist völlig entbehrlich.

Ferrum oxydulatum nigrum. Schwarzes gesäuertes Eisen. (*Aethiops martialis.* Eisenmohr.)

Ist etwas verkalktes feines Eisenpulver, und entbehrlich.

Vinum martiatum. Eisenwein. *(Vinum chalybeatum.)*

(Pharm. boruss. S. 160.)

Ist ein sehr gutes Eisenpräparat, das in allen beim Eisen angegebnen Fällen paſst, und weit leichter ertragen wird und stärker reizt, wie das bloſse Eisenpulver. Passend ist dem Eisen bei der Bereitung China, Pommeranzenschaalen und Gewürze zuzusetzen.

Extractum ferri pomatum. Aepflichtes Eisenextrakt.

Für sich angewandt völlig entbehrlich. In der *Tinctura ferri pomata* aber, oder in einem willkührlichen aromatischen Wasser aufgelöst, brauchbar.

Tinctura ferri pomati. Aepfeleisentinktur.

(Pharm. boruss. S. 157. Hdb. der pr. A. M. L. S. 832.)

Das Aepfeleisen in geistigem Zimmtwasser aufgelöst. Ein gutes kräftiges Mittel.

Gabe. ½ bis 1½ Drachmen.

Tinctura ferri muriatici.

Ist entbehrlich und nicht gebräuchlich.

Spiritus sulphurico-aethereus martiatus. Eisenhaltiger ätherischer Schwefelgeist.

Eins der kräftigsten und besten Eisenmittel, gehört, wie die übrigen Tinkturen, in die dritte Abtheilung.

Außer den genannten Mitteln gehören noch ferner einige andre hieher.

Ammonium muriaticum martiale. Eisenhaltiges salzsaures Ammo-

nium. *(Flores salis ammoniaci martiales — ferrum ammoniacale.)*
(Pharm. bor. S 80. Handb. der pr. A. M. L. S. 141.)

Man hat dieses Eisenpräparat sehr gelobt, aber wohl mit Unrecht. Das salzsaure Ammonium schwächt die Verdauung bei anhaltendem Gebrauche. Andre Eisenmittel mit flüchtigen Zusätzen sind gewiſs sicherer und wirksamer. Man rühmt dieses Mittel gegen Wechselfieber, Wassersuchten, Chlorosis, Kachexie, Hysterie, Hypochondrie, weiſsen Fluſs, stockende Menstruation, u. s. w.

Gabe und *Mischung.* 5 — 15 Gran mit bittern Extrakten, aromatischen Wassern, Essenzen, u. s. w.

Ferrum sulphuricum (crystallisatum). (Krystallisirtes) schwefelsaures Eisen. *(Vitriolum martis. s. viride.)*

Man empfahl das schwefelsaure Eisen wie das gepulverte Eisen gegen Würmer. Die übrigen Eisenmittel machen dieses aber entbehrlich. Jetzt gebraucht man den Eisenvitriol in sehr verdünnten Auflösungen gegen den weiſsen Fluſs, gutartigen Tripper, u. s. w. Aeuſserlich zum Blutstillen.

Gabe und *Mischung*. Bei Kindern gegen Würmer 1 — 6 Gran, in aromatischen Wassern mit bittern Extrakten und andern passenden Wurmmitteln. Als Zusatz zu Wurmlatwergen zu einer halben Drachme.

Auch die eisenhaltigen Mineralwasser (die sogenannten Stahlwasser) gehören in die zweite Abtheilung der Reizmittel, und wegen ihres Eisengehaltes unter die Eisenmittel. Im Allgemeinen hat man wohl die Wirkung aller Mineralwasser, und so auch der eisenhaltigen Wasser zu hoch angeschlagen. Man schrieb der Heilkraft des Wassers zu, was das Produkt vieler gemeinschaftlich einwirkenden reizenden Einflüsse war, da Bewegung, Heiterkeit des Geistes, Reisen, Vergnügungen, Tanz, mit dem Gebrauch andrer passenden Arzneimittel verbunden, oft das Beste thun müssen. Doch sind wir nicht gesonnen, deſshalb die reizende Wirkung der eisenhaltigen Wasser abzuläugnen.

Die vorzüglichsten eisenhaltigen Wasser sind:

1) Das Driburger Wasser.

2) Der Pyrmonter Brunnen.

Die chemische Analyse hat gezeigt, dafs diese beiden Wasser fast unter allen den stärksten Eisengehalt haben; zugleich enthalten beide eine bedeutende Menge von Kohlensäure in der das Eisen aufgelöst ist.

Nur von dem kohlensauren Eisen ist wohl die reizende Wirkung abzuleiten, die sie leisten sollen; denn die übrigen mittelsalzigen und erdigen Bestandtheile gehören keinesweges zu den reizmehrenden Mitteln.

Das Driburger Wasser enthält in einem Pfunde Wasser $1\frac{1}{3}$ Gran kohlensaures Eisen, und 28 Kubikzoll Kohlensäure.

Das Pyrmonter enthalt $1\frac{1}{10}$ Gran kohlensaures Eisen, und 30 Kubikzoll Kohlensäure.

Man empfiehlt sie in allen oben beim Eisen angegebnen Fällen. Irrig ist es aber, den Gebrauch der eisenhaltigen Wasser andern Eisenmitteln vorzuziehn, besonders wenn sie nicht an dem Brunnenorte selbst gebraucht werden können, wo theils der Gebrauch des Bades, theils die oben erwähnten reizenden Einflüsse die aus der Veränderung des Aufenthalts und der Verhältnisse entstehen, die Thätigkeit vermehrende Wirkung derselben erhöhen.

Vergl. Brandis Erfahrung über die Wirkung der Eisenmittel im Allgemeinen, und des Driburger Wassers insbesondre. Hannover, 1803.

Es bleiben uns nun, aufser den bisher abgehandelten Arzneimitteln der zweiten Abtheilung der Thätigkeit mehrenden noch diejenigen über, die wir meistens nur als äufsere Reizmittel gebrauchen, um theils örtlich auf einen Theil hervorstechend, theils durch erhöhte Thätigkeit des Hautorgans auf den ganzen Organismus zu wirken. Die reizende Kraft dieser Mittel ist, wenn sie gehörig angewendet werden, von grofser Bedeutung, und sie sind zur Bekämpfung hoher Grade von Asthenie, besonders bei Lokalleiden, die mit allgemeiner Krankheit verbunden sind, von der gröfsten Wichtigkeit.

Semen sinapeos. Senfsaamen.

(Pharm. boruss. S. 64. Handb. der pr. A. M. L. S. 763.)

Der gequetschte Senfsaamen wird als rothmachendes Mittel benutzt 1) bei asthenischen Fiebern ohne örtliches Leiden; bei Faul- und Nervenfiebern. 2) Bei asthenischen Fiebern mit Lokalaffektion. Asthenische Pneumonie, Hepatitis, Pleuritis, Braune, bösartige Blattern, Friesel u. s. w. 3) Bei Lokalleiden ohne Fieber, Lähmungen, Krämpfe, heftige Schmerzen, Entzündungen, schwarzer Staar, kronische Lungenbeschwerden, konvulsivisches Asthma, Krankheiten der Harnwege u. s. w.

Anwendung. Senf mit Weinessig zum Brei gemacht und so auf die Haut gelegt. Bei sehr empfindlichen Subjekten und zarten Kindern zwischen feinen Tüchern. Man läſst den Sinapism so lange liegen, bis er die Haut gehörig geröthet hat. Blasenziehen muſs möglichst vermieden werden.

Radix armoraciae. Meerrettig. *(Radix raphani rusticani.)*

(Pharm. bor. S. 49. Handb. der prakt. A. M. L. S. 680.)

Innerlich benutzt man den Meerrettig nur diätetisch. Aeuſserlich wie den Senf, und in Verbindung mit demselben als rothmachendes Mittel. Frisch gerieben, und allein oder mit Senfteig aufgelegt. Er wirkt sehr schnell.

Cortex mezerei, Seidelbastrinde (Kellerhalsrinde),

(Pharm. boruss. S. 18. Handb. der prakt. A. M. L. S. 302.)

Die Rinde des *Daphne mezereum L.* röthet und entzündet vermöge ihrer scharfen Bestandtheile die Haut. Man benutzte sie ehmals häufig als rothmachendes Mittel, und wandte sie auch bis zur Exkoriation und Eiterung an. Sie wird durch Senf und Meerrettig völlig entbehrlich gemacht.

Species aromaticae, Aromatische Spezies,

(Pharm. boruss. S. 136. Handb. der pr. A. M. L. S 770.)

Sie gehören, sowohl in Kräuterkissen trokken angewandt, als auch mit Wein oder Branntwein in warmen Umschlägen, zu den wirksamsten äußern Reizmitteln. Sie passen in allen den Fällen, wo kräftige äußere Reizmittel angezeigt sind, die oben beim Senf benannt wurden.

Species ad fomentum. Spezies zu Bähungen.

Sind den vorigen ähnlich, nur minder kräftig.

Species ad gargarisma. Gurgelspezies.

Sind in den meisten Fällen nicht reizend genug, wo man ihnen dann die aromatischen Kräuter, adstringirende Dekokte, geistige Mittel u. s. f. zusetzt.

Species resolventes externae. Aeufserliche zertheilende Spezies.

Wie die aromatischen zu gebrauchen.

Gallae. Galläpfel.

Man gebrauchte sie ehmals gegen Leberflecke und Muttermähler im Dekokte äufserlich, jetzt mit Recht gar nicht mehr.

Dritte Abtheilung.

Thätigkeit mehrende Mittel vom dritten Grade der Wirksamkeit.

Ammonium carbonicum. Kohlensaures Ammoniak. (*Alcali volatile siccum, sal volatile, sal ammoniaci siccum, sal alcali urinosum, ammonia, alcali ammoniacale.*)

(Pharm. boruss. S. 79. Handb. der pr. A. M. L. S. 128.)

Das kohlensaure Ammoniak wird innerlich fast nur im *Liquor amonii acetici* angewandt, von dem schon in der vorigen Abtheilung gehandelt worden ist.

Aeusserlich benutzt man es als Riechmittel bei Ohnmächtigen, bei Scheintodten u. s. w.

Liquor ammonii carbonici aquosus. Wäſsrigter kohlensaurer Ammoniumliquor.

Ist ein entbehrliches Präparat. Innerlich ersetzen ihn der *Liq. ammon. succin. anisatus,* äuſserlich der *Liquor ammonii causticus.*

Ammonium carbonicum pyro-oleosum. Kohlensaures Ammonium mit brennzlichtem Oele. (*Sal volatile cornu cervi, sal cornu cervi, sal volatile salis ammoniaci.*)

(Pharm. bor. S. 79. Handb. der prakt. A. M. L. S. 128.)

Das empyreumatische kohlensaure Ammoniak ist stärker reizend, als das reine kohlensaure. Der starke flüchtige heftig wirkende Geruch und der stechende scharfe Geschmack deuten eins der kräftigsten und am schnellsten wirkenden Reizmittel in diesem Mittel an, und als solches bewährt es sich auch durch seine Wirkung auf den Organismus. Es befördert alle Se- und Exkretionen, besonders wirkt es auf Schweiſs und Urin.

Therapeutische Benutzung. 1) Bei allen asthenischen Krankheitsformen, wo die Erregung sehr tief gesunken ist. Bei Apoplexie, bei plötzlich Verunglückten, beim Krampfasthma, Epilepsie, heftigen hysterischen Krämpfen u. s. w. Innere und äufsere Anwendung ist hier passend. 2) Gegen alle Fieber, denen ein bedeutender Grad der Asthenie zum Grunde liegt. 3) Bei Lähmungen mit geschwächter Nervenkraft. Lähmung der Zunge nach Apoplexie, schwarzer Staar. 4) Bei venerischen Krankheiten; bei grofser Schwäche, wo die Merkurialmittel ausgesetzt werden müssen.

Aeufserlich in allen Fällen, wo die Anwendung kräftiger durchdringender Reizmittel angezeigt ist. Bei Paralysen, beim Hüftweh, bei Drüsenverhärtungen, Quetschungen, heftigen kramphaften Affectionen u. s. f.

Gabe und *Mischung*. Zwei bis zehn Gran. Passende Verbindungen sind die reizenden Dekokte und Aufgüsse; es mufs immer in flüssiger Gestalt gegeben werden, theils weil es leicht verfliegt, und auch in trockner Form zu widerlich ist.

Die verschiednen Präparate leiden dieselbe Anwendung wie das Ammoniak selbst. Die vornehmsten sind folgende:

Liquor ammonii pyro-oleosi. Brenzlichtöligter Ammoniumliquor. (*Spiritus C. C. rectificatus.*)

Er wird wegen des empyreumatischen Geschmackes selten innerlich angewandt, da der *Liquor ammonii succinici* seine Stelle ersetzt. Aeufserlich kann er wie der ätzende Ammoniumliquor angewendet werden, nur ist er minder kräftig.

Liquor ammonii succinici. Bernsteinsaurer Ammoniumliquor. (*Liquor s. Spiritus cornu cervi succinatus. Eau de Luce.*)

(Pharm. bor. S. 114. Handb. der pr. A. M. L. S. 546.)

Zum innern Gebrauch das passendste Präparat von Ammoniak, und überhaupt eins der flüchtigsten Reizmittel, die wir haben.

Therapeutische Anwendung. Wie oben beim *Ammonium pyro-oleosum.* Vorzüglich bei allen Fiebern von hohen Schwächegraden. Gehörig verdünnt pafst er auch statt das *liquor ammonii acetici.* Zum äufsern Gebrauch ist er zu theuer.

Mi-

Mischung und *Gabe.* 20 — 100 Tropfen und mehr, in reizenden Mixturen, mit Wein, Kräuterthee, u. s. w.

Liquor ammonii vinosus. Geistiger Ammoniumliquor. (*Spiritus salis ammoniaci vinosus* s. *dulcificatus* — *alcali ammoniacum spirituosum.*)

Ist den beiden letzt genannten Präparaten in der Wirkung ähnlich, und kann, wo der *L. ammon. succ.* zu theuer ist, als Surrogat dienen.

Gabe und *Mischung.* Wie bei dem vorigen.

Liquor ammonii causticus. Aetzender Ammoniumliquor. (*Spiritus sal. ammon caust.* s. *cum calce viva*, s. *volatilis*, s. *urinosus. Alcali volatile fluor.*)

Der kaustische Ammoniumliquor ist für den innern Gebrauch nicht passend und entbehrlich. Die guten Wirkungen, welche man in manchen Fällen von seiner Anwendung gesehen haben will, sind sehr problematisch, und die vorhergenannten Bereitungen verdienen den Vorzug.

Gabe. 5 — 20 Tropfen, sehr verdünnt.

Aeufserlich wird dieses heftig reizende, und bei längerer Dauer eindringend wirkende Mittel in allen Fallen angewendet, wo kräftige äufsere Reize passen. (S. *Linimentum saponato - camphoratum.*)

Bei Wunden vom tollen Hundsbifs, vergifteten Wunden, u. s. w. — Als Riechmittel bei Ohnmächtigen und Scheintodten. Als schnell wirkendes *Rubefaciens*, mit Wasser verdünnt, und mit Löschtuch aufgelegt.

Linimentum ammoniatum. Ammoniumliniment. (*Linim. volatile. Sapo ammoniacalis.*)

Linimentum saponato - camphoratum. Kampherliniment. (*Balsamum opodeldoc. Linimentum saponis.*)

(Pharm. bor. S. 112. Handb. der pr. A. M. L. S. 534.)

Beide sind treffliche äufsere Reizmittel; letzteres ist aber noch wirksamer, und angenehmer zu gebrauchen.

Therapeutischer Gebrauch. 1) Bei allen innern asthenischen Entzündungen. 2) Asthenische Schmerzen aller Art. 3) Asthenische Krämpfe, Hysterie, Hypochondrie. 4) Bei chirurgischen Verletzungen, Knochenbrüchen, Verrenkungen, u. s. w. 5) Bei allen kalten Geschwülsten. 6) Bei Fehlern der Harnwerkzeuge; Harnverhaltung, unwillkührlicher Urinabgang. 7) Bei Erfrierungen und Verbrennungen. 9) Bei Lähmungen. 9) Bei Gichtknoten, Exostosen u. s. w.

Mischung und *Zusätze*. Aetherische Oele — Opiattinkturen, Kanthariden u. s. w.

Liquor ammonii anisatus. Ammoniumliquor mit Anisöl. (*Spirit. salis ammoniaci anisatus.*)

(Pharm. bor. S. 113. Handb. der prakt. A. M. I. S. 542.)

Reiner Weingeist, Ammonium und Anisöl sind die Bestandtheile dieser Mischung, die als zu den kräftigsten flüchtigen Reizmitteln gehört.

Therapeutische Benutzung. Man gab ihn ehmals fast nur bei Brustbeschwerden, kann ihn aber als ein treffliches allgemeines Reizmittel in allen Fallen anwenden, die oben beim Ammoniak genannt sind. Er kommt in seiner Wirkung dem Schwefeläther nahe, und paſst da, wo derselbe gebraucht wird.

Gabe und *Mischung.* 30 — 60 Tropfen mit Zucker, Thee u. s. w. Oder 1 — 2 Drachmen und mehr in reizenden Mixturen.

Camphora. Der Kampher.

(Pharm. boruss. S. 10. Handb. der pr. A. M. L. S. 201.)

Ein Produkt des *Laurus camphora L.*, der in Japan, China und auf den asiatischen Inseln wächst. Der Geschmack ist bitterlich, unangenehm, kühlend. Der Geruch stark, flüchtig, durchdringend, keinem andern ähnlich.

Therapeutische Benutzung. Da er unbedingt zu den kräftigsten Reizmitteln gehört, die wir überhaupt nur besitzen: so ist seine Anwendung sehr mannichfach. 1) Bei allen Abstufungen der asthenischen Fieber. Rheumatische, gastrische, galligte, fauligte Nervenfieber, u. s. w. 2) Asthenische Fieber mit Lokalentzündungen. Asthenische Pneumonie, Enteritis, Hepatitis,

u. s. w. 3) Bei asthenischen äufsern Entzündungen, mit Fieber, Gicht, Rheumatismen, u. s. w. 4) Bei asthenischen Fiebern mit Exanthemen, Blattern, Masern, Friesel, Scharlach, u. s. f. 5) Bei Blutflüssen, Schleimflüssen, Auszehrungen. 6) Bei Epilepsie, Katalepsie, Kriebelkrankheit, Tetanus, Trismus, u. s. w. 7) Wahnsinn, Melancholie, Mutterwuth, u. s. w. 8) Schwarzer Staar. 9) Würmer. 10) Hypochondrie, Hysterie. 11) Kronische Rheumatismen und Gicht. 12) Bei Harnbeschwerden vom Mifsbrauch der Kanthariden. 13) Bei Lähmungen. 14) Gegen die übeln Folgen von Mifsbrauch der Merkurialbereitungen.

Aeufserlich ist der Kampher gleichfalls eins der kräftigsten Reizmittel, das fast in allen Fällen auch da mit Vortheil benutzt werden kann, wo man ihn innerlich giebt. Ausserdem in allen Fällen, die bei *Linim. saponato-camphoratum* aufgezählt sind.

Der chirurgische Gebrauch des Kamphers ist auch sehr vielfach. Bei asthenischen Augenentzündungen, entzündeten Augenlidern, Fellen und Flecken der Augen, rosenartigen Entzündungen, Geschwülsten, Frostbeulen, schwammigten Geschwüren, beim trocknen Brande, u. s. w. hat man ihn nützlich befunden. Man wendet ihn hier nach Verschiedenheit der Umstände, trocken aufgelegt, oder in Salben, Linimenten, in spirituösen Auflösungen, u. s. w. an.

Präparate. *Mixtura camphorata.* (*Jalepe camphora.*) (Pharm. boruss. S. 119.) Die offizinelle Kamphermixtur der Preufsischen Pharmakopöe pafst sich, um andern Mixturen gleich beigemischt zu werden. Eine Unze hat 5 Gran Kampher. Kindern kann man sie allein geben.

Spiritus camphoratus. Kamphergeist. Ein treffliches äufseres Reizmittel bei Quetschungen, Luxationen, Frostbeulen, Paralysen, Schwäche der Gelenkkapseln, kalten Geschwülsten, u. s. w.

Linimentum camphoratum. (S. oben unter Ammonium.)

Gabe und *Mischung.* Bei Kindern sehr kleine Gaben, $\frac{1}{8}$ — $\frac{1}{4}$ Gran, allmälig gestiegen. Bei Erwachsnen nach den Umständen von $\frac{1}{2}$ bis zu 10 Gran alle Stunden. Im Typhus und andern dringenden

Fallen wirken nur starke dreiste Gaben; 1 — 2 Drachmen in 24 Stunden.

Zusätze sind alle kräftigen Reizmittel, versüfste Säuren, die Aetherarten, Wein, Moschus, Weingeist, Mohnsaft, die reizenden Dekokte und Aufgüsse, u. s. w. Widersinnig ist jede Verbindung mit schwächenden Mitteln, mit Salpeter, Salmiak, u. s. f.

Falsch ist die ehmals herrschende Idee, dafs der Kampher auf die Zeugungsorgane schwächend wirke. Nur durch Ueberreizung bringt er diese Wirkung hervor.

Castoreum. Bibergeil.

(Pharm. bor. S. 12. Handb. der pr. A. M. L. S. 235.)

Das Kastoreum ist ein animalisches Produkt. Der *Castor fiber L.* sondert diese Substanz in eignen kleinen Beuteln ab, die zwischen den Zeugungstheilen und dem After liegen. Der ganz eigenthümliche Geruch ist stark, durchdringend, widerlich; der Geschmack scharf, bitter, ekelhaft.

Therapeutische Benutzung. Schon in alten Zeiten war der Bibergeil als ein kräftiges krampflinderndes Mittel bekannt. Er gehört allerdings zu den wirksamen Reizmitteln, ist aber sehr theuer, und kann durch andere wohlfeilere, eben so wirksame Mittel ersetzt werden. Man giebt den Bibergeil 1) bei hysterischen Anfallen. 2) Bei Krämpfen, Zuckungen der Kreiſsenden und Wöchnerinnen. Mohnsaft, Schwefelnaphthe, die ätherischen Oele sind aber kräftiger und sicherer. 3) Gegen Blähungen. 4) Gegen Epilepsie.

Präparate. *Tinctura castorei* und *Tinctura castorei aetherea.* Beide, die erste mit Weingeist, die zweite mit Schwefeläther bereitet, sind, wenn man das *Castoreum* anwenden will, sehr brauchbare Bereitungen.

Gabe und *Mischung.* Von dem *Castoreum* in Substanz 2 — 30 Gran in Pillen, mit Moschus, Asand u. s. w. Von der Tinktur 40 — 100 Tropfen, von der ätherischen Tinktur 10 — 50 Tropfen, mit Opiattinkturen, ätherischen Oelen, in Wein, aromatischem Thee, u. s. w.

Moschus. Moschus. Bisam.

(Pharm. boruss. S. 44. Handb. der pr. A. M. L. S. 580.)

Gleichfalls ein animalisches Produkt, vom *Moschus moschifer. L.*, der in einem eignen Beutel hinter dem Nabel diese Substanz absondert. Wir erhalten ihn aus Siberien, China und Amerika. Der Geschmack ist bitter, der ganz eigenthümliche Geruch ist sehr stark durchdringend und aromatisch. — Der hohe Preis dieses trefflichen Mittels beschränkt den Gebrauch desselben sehr.

Therapeutische Benutzung. Richtigere neuere Erfahrungen haben den Bisam als eins der kräftigsten und durchdringendsten allgemeinen Reizmittel kennen gelehrt, das zu den besten dieser Abtheilung gehört. Er paſst vorzüglich: 1) bei allen asthenischen Fiebern mit hohem Schwächegrade. Nicht um Krämpfe zu heben, sondern um die tiefgesunkne Erregung zu erhöhen. 2) Bei typhöser Pneumonie. 3) Bei exanthematischen Krankheiten mit Typhus, besonders beim verhinderten Ausbruch, oder dem Zurücktreten derselben. Blattern, Masern, Friesel, u. s. w. 4) Bei allen Krämpfen und krampfhaften Zufällen. Hysterie, Trismus, Tetanus, Epilepsie, Katalepsie, Keichhusten, u. s. w. Besonders bei allen krampfhaften Zufällen der Kinder. 5) In der asthenischen Apoplexie. 6) In der Hydrophobie. 7) Beim Brande. 8) Bei zurückgetretner Gicht, heftigen Gichtzufallen, u. s. w.

Gabe und *Mischung.* Die kleinen, vormals gebräuchlichen Gaben helfen nicht; alle Stunden 2 — 10 Gran. Kindern 1 — 3 Gran alle Stunden. Passende Zusätze sind Kampher, Mohnsaft, Ammonium, u. s. w. Am besten giebt man ihn im Pulver; ein passendes Vehikel ist die Zimmttinktur, das die Wirkung erhöht, und Geruch und Geschmack erträglicher macht.

Ambra grisea. Grauer Ambra.

(Pharm. bor. S. 4. Hdb. d. prakt. A. M. L. S. 125.)

Eine räthselhafte Substanz, die im Meere umherschwimmt. Sein angenehmer Geruch und seine Flüchtigkeit scheinen bedeutende reizende Kräfte anzuzeigen. Er wird aber nur selten gebraucht, da er sehr theuer ist, und in noch grössern Gaben gegeben werden muſs.

Gabe. 6 — 18 Gran.

Herba hyoscyami. Bilsenkraut.

(Pharm. bor. S. 32. Handb. der prakt. A. M. L. S. 449.)

Das Kraut vom *Hyoscyamus niger L.*, der häufig bei uns wild wächst. Der Geruch ist narkotisch, der Geschmack fade. Das Bilsenkraut gehört zu den sogenannten narkotischen. d. h. nach richtigen Ansichten, stark und flüchtig reizenden Mitteln. Wegen der heftigen Wirkung dieser Mittel ist grofse Vorsicht bei der Anwendung nöthig; anfangs kleine Gaben; allmälig wird gestiegen.

Therapeutische Benutzung. Das Kraut wird nur zum äufsern Gebrauch benutzt; innerlich giebt man das Extrakt. Man empfiehlt dasselbe vorzüglich 1) gegen asthenische Krämpfe. 2) Gegen das konvulsivische Asthma. 3) Keuchhusten, 4) Kinnbackenkrampf, Zuckungen, Epilepsie. 5) Wahnsinn und Melancholie. 6) Heftige rheumatische Beschwerden.

Aeufserlich leistet das Kraut frisch gequetscht, oder in aromatischen Kräuterumschlägen mit Wein, Branntwein treffliche Dienste bei rheumatischen Schmerzen, skirrhösen Verhärtungen, bei Strangurie und andern Harnbeschwerden, bei allen asthenischen Entzündungen, und überhaupt, wo reizende Kräuterumschläge angezeigt sind.

Präparate. *Extractum hyoscyami.* Bilsenkrautextrakt. Ist allerdings ein wirksames Reizmittel, wiewohl man es mit Unrecht dem Mohnsaft hat substituiren und gleich setzen wollen. Es ist nach dem Verhältnisse der Zubereitung, des Standortes, der Pflanze u. s. w. sehr in seiner Wirksamkeit verschieden.

Gabe und *Mischung.* Vom Extrakt ½ — 2 — 10 Gran und mehr, in aromatischen Wassern aufgelöst, oder in Pillen mit bittern Mitteln, Kampher u. s. w.

Emplastrum hyoscyami. Ein gutes reizendes Pflaster, das wie das Schierlingspflaster angewendet wird.

Oleum coctum hyoscyami. Ein fettes Oel, das entbehrlich ist.

Herba conii (maculati). Erdschierling. *(Herba cicutae maculatae.)*

(Pharm. boruss. S. 31. Hdb. der pr. A. M. L. S. 445.)

Das Kraut vom *Conium maculatum L.*, einer bekannten Giftpflanze. Der Geruch ist eigenthümlich-, ekelhaft, dem Katzenurin ähnlich. Der Geschmack anfangs petersilienartig, nachher scharf. Vorsicht ist bei dem Gebrauch höchst nöthig.

Therapeutische Benutzung. Man empfiehlt den Schierling 1) bei Drüsenverhärtungen, Skropheln, sowohl innerlich, als äufserlich. 2) Bei allen Arten von Gliederlähmungen, besonders nach Gicht und Rheumatismen. 3) Bei krampfhaften Beschwerden. 4) Gegen hartnäckige Brustbeschwerden, kronischen Husten, selbst Lungensucht. 5) Beim anfangenden schwarzen Staare. 6) Gegen Skirrhus und Krebs. 7) Gegen sehr schmerzhafte venerische Zufälle.

Präparate. *Extractum conii.* Schierlingsextrakt. Wird in den Fällen, wo das Kraut gebraucht wird, auch angewandt. (Vergl. *Extr. aconiti.*)

Emplastrum conii. Das Schierlingspflaster ist kräftig reizend, zertheilend. Daher paſst es bei Drüsenverhärtungen, Skirrhus, Knoten in der weiblichen Brust, bei asthenischer Gicht, Rheumatismus, wenn schmerzhafte Knoten vorhanden sind, Geschwulst des Hoden, u. s. w. Man kann es mit Galbanum, Asand, Ammoniak, Quecksilberpflaster, u. s. w. verbinden.

Gabe, Mischung und *Anwendung.* Vom Kraut giebt man 1 — 2 Gran, und steigt so lange bis Ekel, Schwindel, u. s. w. entsteht. Am besten im Pulver mit Zucker. Vom Extrakt 1 — 5 — 10 Gran, in aromatischen Wassern aufgelöst, in Pillen mit andern Reizmitteln.

Aeufserlich dient das Kraut zu Bähungen und Umschlägen mit Wein, Branntwein, auch mit Milch, bei kalten Geschwülsten, Drüsenverhärtungen, Milchknoten, Krebs, u. s. w.

Herba aconiti. Eisenhütlein.

(Pharm. boruss. S. 28. Hdb. der pr. A. M. L. S. 437.)

Vom *Aconitum napellus L.*, die auf den Alpen und Pyrenäen wild, bei uns in Gärten wächst. Frisch hat das Kraut einen scharfen Geschmack, und entzündet die Zunge; der Geruch ist schwach. Das *Aconitum* gehört zu den stärksten Pflanzengiften.

Therapeutische Benutzung. Vorzüglich hat man es gegen Gicht, Rheumatismen und alle davon abhängende Beschwerden empfohlen. Es paſst aber in allen beim Schierling angegebnen Fällen. Auch gegen Manie, Melancholie, u. s. w.

Präparate. *Extr. aconiti.* Das Extrakt wird in allen den Fallen gegeben, die beim Kraute genannt sind.

Gabe und *Mischung.* Vom Kraut, das aber nur selten angewandt wird, 1 — 2 Gran in Pulver oder in Pillen. Vom Extrakt *pro dosi* von ½ Gran bis zu 4—6—10 Gran. In aromatischen Wassern oder in Pillenform.

Herba belladonnae. Belladonna (Tollkirsche).

(Pharm. bor. S. 29. Handb. der pr. A. M. L. S. 441.)

Kraut und Wurzel der *Atropa belladonna L.*, die auch bei uns einheimisch ist, sind zu den stärksten Pflanzengiften zu rechnen. Der Geruch ist etwas betäubend, aber nur schwach; der Geschmack scharf und zusammenziehend.

Therapeutische Benutzung. Als eins der kräftigsten sogenannten narkotischen Mittel darf man allerdings bedeutende Wirksamkeit von diesem Mittel hoffen. Man empfiehlt die Belladonna vorzüglich 1) beim tollen Hundsbifs, wo sie nach Münch das vorzüglichste Mittel seyn soll. Man gebe sie nicht, wie Münch will, alle 48 Stunden, sondern täglich einigemal. 2) Bei Manie, Melancholie, Epilepsie. 3) bei skirrhösen Verhärtungen und Krebs. 4) Bei Lähmungen, anfangender Amaurose u. s. w. 5) Bei hartnäckiger Gicht mit Knoten.

Präparate. Aufser dem Kraute und der Wurzel, wovon die letztere wirksamer ist, gebraucht man das *Extractum belladonnae* in allen oben angegebnen Krankheitsformen.

Aus-

Aufserdem äufserlich, wie das *Extr. Hyoscyami*, zur Erweiterung der Pupille vor der Staaroperation (*Himly*).

Gabe und *Mischung*. Von dem Kraute und der Wurzel 1 — 5 — 15 Gran. Anfangs mit grofser Vorsicht in kleinen Gaben. Sobald Ekel, Schwindel, Funken vor den Augen u. s. w. eintreten, mufs die Gabe verringert werden. Von dem Extrakte giebt man ½ — 1 — 3 Gran *pro dosi*, allmälig steigend.

Herba digitalis. Rother Fingerhut.

(Pharm. boruss. S. 31. Hdb. der prakt. A. M. L. S. 446.)

Das Kraut der *Digitalis purpurea L.*, die bei uns wild wächst, gehört zu den stärksten narkotischen Pflanzenmitteln. Der Geschmack ist ekelhaft bitter und scharf. Der rothe Fingerhut hat mit dem *Aconitum* und dem Schierling grofse Aehnlichkeit. Merkwürdig ist die nach dem Gebrauche desselben beobachtete Verminderung des Pulsschlages, die aber nicht konstant ist.

Therapeutische Benutzung. Vorzüglich empfiehlt man den rothen Fingerhut

1) gegen Wassersuchten.

2) Bei Lungensuchten, Schwindsuchten u. s. w. haben ihn neuerlich englische Aerzte sehr gerühmt.

3) Beim schwarzen Staar und ähnlichen paralytischen Uebeln.

4) Bei Blutflüssen hat man ihn neuerlich mit Glück angewandt.

5) Bei allen unter *Aconitum* genannten Fällen.

Gabe und *Mischung*. Von dem Pulver 1 — 2 — 4 Gran, in allmälig steigenden Gaben. Von dem Infusum von einem Skrupel bis zwei Drachmen auf sechs bis acht Unzen Kolatur, 1 — 2 Eſslöffel voll alle Stunden. Passende Zusätze sind andre Reizmittel, Baldrian, China, Kampher, Opium. Von der mit Weingeist bereiteten Tinktur, die nicht in der Preuſsischen Pharmakopöe ist, giebt man 10 — 50 Tropfen *pro dosi.*

Nuces vomicae. Krähenaugen.

(Pharm. bor. S. 45. Handb. der prakt. A. M. L. S. 596.)

Die Frucht des *Strychnos nux vomica L.*, von Ceylon und Malabar. Der Geschmack ist bitter. Bei unvorsichtigem Gebrauche wirkt es wie Gift.

Therapeutische Benutzung. In neuern Zeiten hat vorzüglich Hufeland dieses Mittel wieder in Ruf gebracht. Wie alle narkotische Mittel gehört es zu den starken Reizmitteln. 1) Bei der **Ruhr** und **kronischen Diarrhöen**. 2) Als **Wurmmittel**.

Präparate. Das Extrakt ist in der Preufsischen Pharmakopöe nicht, kann aber statt des Pulvers angewandt werden, von dem man 2 — 4 Gran giebt. Von dem Extrakte 1 — 4 Gran *pro dosi.* — Bei der Ruhr in Klystiren und Injektionen.

Opium. Opium. Mohnsaft.

(Pharm. bor. S. 46. Handb. der pr. A. M. L. S. 627.)

Der ausgetrocknete gummigt - resinöse Saft des *Papaver somniferum L.,* der in Natolien, Persien, Bengalen, u. s. w. wächst. Sein Geschmack ist anfangs ekelhaft bitter, nachher heifs und beifsend; der Geruch ist widerlich und betäubend.

Therapeutische Benutzung. Der Mohnsaft ist ohne allen Zweifel eins der kräftigsten, wo nicht geradezu das stärkste Reizmittel, das wir in unserm Arzneivorrath besitzen. Kein vernünftiger Arzt zweifelt mehr an der reizenden Wirkung desselben. Die richtigere Ansicht von der Wirkungsart desselben hat uns auch die bessere Anwendungsart kennen gelehrt, da man hingegen ehmals oft Schaden damit that, oder doch den bestimmten Zweck nicht erreichte. Wir benutzen den Mohnsaft vorzüglich in folgenden Fällen.

1) Asthenische Fieber von bedeutend hohem Grade — Typhus — Faulfieber — Nervenfieber.

2) Asthenische Fieber mit Lokalaffektionen. Asthenische Pneumonien, Darm- und Leberentzündungen, Rheumatalgien, Rosen u. s. w.

3) Kronische Nervenkrankheiten. Wahnsinn, Epilepsie, Lähmungen, Konvulsionen u. s. w. (Kali und Opium abwechselnd nach Stütz.)

4) Gegen hartnäckige Wechselfieber, die der China und den übrigen Mitteln nicht weichen. Gegen bösartige besonders.

5) Asthenische Apoplexien.

6) Asthenische Blutflüsse.

7) Keuchhusten.

8) Bei Hypochondrie und Hysterie.

9) Bei heftigen gichtischen und rheumatischen Beschwerden.

10) Bei venerischen Uebeln.

11) Gegen den Brand.

12) Bei der Ruhr.

13) Gelbsucht.

14) Bei asthenischen Beschwerden der Harnwege.

15) Bleikolik.

Die chirurgische Anwendung ist weit umfassend. Bei Augenentzündungen, Entzüngen der Augenlieder, Flecken auf den Augen, Geschwüre, Zahn- und Ohrenschmerzen.

Präparate. 1) *Pulvis opiatus.* Opiumspulver. (Pharm. boruss. S. 133.) Eine gute Mischung, die in 10 Gran ein Gran Opium enthalt.

2) *Extractum opii.* Mohnsaftextrakt. Ist weniger reizend, als das Opium in Substanz. Sehr brauchbar bei sehr empfindlichen Subjekten.

3) *Tinctura opii simplex.* (*Tinct. thebaica.*) (Pharm. boruss. S. 188.) Eine einfache brauchbare Bereitung, die statt aller übrigen Tinkturen dienen kann. Eine Drachme enthält 10 Gran Opium, 10 Tropfen also etwa einen Gran.

4) *Tinctura opii crocata.* (*Laudanum liq. Sydenh.*) Eine unsichere unzweckmäfsige Zusammensetzung, die billig nicht mehr gebraucht werden sollte. Eine Drachme enthält 10 Gran Opium.

5) *Tinctura opii benzoica.* (*Elixir paregoricum.*) Besteht aus Benzoesäure, Mohnsaft, Kampher, Anisöl und Weingeist. Eine Unze enthält 2½ Gran Opium.

6) *Tinctura opii Eccardi.* Eine sehr einfache und kräftige Bereitung, die aber nicht in der Preufs. Pharmakopöe ist.

7) *Syrupus opiatus* (statt des *Syrupus diacodii*). Ein gelindes Opiat für Kinder, das in einer Unze 1 Gran des Extraktes enthält.

8) *Emplastrum opiatum.* (*Emplastrum cephalicum.*)

9) *Electuarium theriaca.* (*Theriaca cum opio.*) (Pharm boruss. S. 92.) Eine freilich wirk-

same, doch entbehrliche Mischung, die man zu jedesmaligem Behufe passender zusammensetzen kann. Beide, Opiatpflaster und Theriak, können zum äufsern Gebrauch dienen.

Gabe und *Mischung.* Anfangs kleine Gaben mit Vorsicht angewandt. Vom Mohnsaft in Substanz $\frac{1}{4}$, $\frac{1}{2}$, 1 Gran, und dann allmälig gestiegen. Bei kronischen Krankheiten oft sehr grofse Gaben bis zu 5 — 10 — 15 Gran. Alle Stunden wiederholt man die Gaben, oder läfst sie mit andern Reizmitteln abwechseln. Von dem Extrakt 1 — 3 Gran bei empfindlichen Subjekten. Von den Tinkturen nach den Umständen von 1 — 2, 5 bis zu 20 Tropfen alle Stunden. Von dem Syrup Theelöffelweise.

Aeufserliche Anwendung. Die Tinkturen mit Wein, Weingeist, oder in Linimenten, Fomentationen, u. s. w.

Vergl. Cappels medizin. Untersuchung, Bd. I. Ueber Kräfte und Gebrauch der narkot. Mittel, und besonders des Opiums.

Henke über Wirkungsart und Anwendung des Opiums in Horn's Archiv für medizinische Erfahrung. Bd. 4.

Meine Schrift: *de abusu Opii, tam respectu veteris quam novae doctrinae.*

Phosphorus. Phosphor.

(Pharm. bor. S. 130. Handb. der prakt. A. M. L. S. 662.)

Ein chemisches Produkt aus Knochen und andern animalischen Theilen, dessen Leuchten im Dunkeln, grofse Entzündbarkeit u. s. w. hinlänglich bekannt sind.

Therapeutische Benutzung. Ohnstreitig ist er ein sehr kräftiges durchdringendes Reizmittel, das auch nach den Erfahrungen mancher neuern Aerzte aufserordentliche Dienste geleistet hat. Doch hat man ihn wohl zu sehr gelobt. Man giebt ihn vorzüglich

1) Im höchsten Grade des Typhus.

2) Bei Lähmungen, sehr hartnäckigen Krämpfen, Zuckungen.

3) Ortel hat ihn bei der Ruhr mit Glück angewandt, wo alle andere Mittel unwirksam waren. (S. Ortel medizin. praktische Beobachtungen. Heft I. Leipzig. 1804.)

Anwendung, Gabe. Sehr erschwert wird die Anwendung des Phosphors noch durch den Mangel eines guten Menstruums. In Oelen und Schleimen löst er sich fast gar nicht auf. In dem besten Schwefeläther nur sehr schwierig. Gabe $\frac{1}{4}$ — $\frac{1}{2}$ Gran.

Die versüfsten Säuren und Aetherarten gehören zu den kräftigsten Reizmitteln dieser Abtheilung.

Spiritus sulphurico-aethereus. Aetherischer Schwefelgeist. (*Liq. anodynus mineralis Hoffmanni. Spiritus vitrioli dulcis. Acidum vitrioli dulcificatum.*)

(Pharm. bor. S. 141. Handb. der pr. A. M. L. S. 780.)

Spiritus muriatico-aethereus. Aetherischer Kochsalzgeist. (*Spiritus salis dulcis.*)

(Pharm. bor. S. 140.)

Spiritus nitrico-aethereus. Aetherischer Salpetergeist. (*Spiritus nitri dulcis.*)

Aether sulphuricus. Schwefeläther. *(Aether s. Naphtha vitrioli.)*
(Pharm. bor. S. 77. Handb. der pr. A. M. L. S. 106.)

Aether aceticus. Essigäther. *(Naphtha aceti.)*

Alle die hier genannten versüfsten Säuren und Aetherarten sind sich in ihrer Wirkung höchst ähnlich. Es gelten daher, mit den nöthigen Bestimmungen, dieselben Regeln bei allen über die therapeutische Benutzung, wiewohl sie sich zunächst auf den Schwefeläther beziehen. Sie gehören insgesammt zu den kräftigsten und flüchtigsten Reizmitteln dieser Abtheilung. Die Fälle, wo sie vorzüglich passen, sind folgende.

1) Alle Arten der asthenischen Fieber. Nerven-, Faul-, Gallen-, Fleckfieber u. s. w. Pneumonie.

2) Bei heftigen Anfällen krampfhafter Beschwerden. Hypochondrie, Hysterie, Koliken, Magenkrampf, krampfhaftes Asthma, rheumatische gichtische Schmerzen, Schlafsucht u. s. w.

3) Bei Scheintodten, Erstickten, Ertrunkenen, Apoplektischen u. s. w. als Belebungsmittel.

4) Bei Vergiftungen durch Erdschwämme.

5) Gegen Gallensteinkolik (das Dürandesche Mittel).

6) Bei schwachen Wehen asthenischer Kreissenden.

7) Bei eingeklemmten Brüchen.

8) Bei Zahnschmerzen hohler Zähne, mit Opiattinktur.

Verschiedenheiten dieser Mittel sind folgende: Die Aetherarten, der Schwefeläther und Essigäther sind kräftiger und stärker wie die versüfsten Säuren, die als verdünnte Naphthen anzusetzen sind. Man darf die Aetherarten daher nicht in so starken Gaben geben, wie diese. Der Essigäther ist sehr lieblich im Geschmacke, aber auch viel kostbarer wie der Schwefeläther, vor dem er übrigens keine Vorzüge hat. Die versüfsten Säuren passen sich besser dazu, wenn man sie für sich allein mit Zucker, Wein, u. s. f. anwenden will. Die Aetherarten besser als Zusätze zu reizenden Mixturen. Der Salpetergeist zersetzt sich leichter, und macht daher zuweilen unangenehme Empfindungen.

Gabe und *Mischung*. Von den drei erst genannten ist die Gabe 10 — 20 — 40 Tropfen, auch kann man allmälig weit höher steigen. Als Zusatz zu reizenden Mixturen, 1 — 3 Drachmen, zu 6 — 8 Unzen Kolatur. Von dem Essig und Schwefeläther 5 bis zu 30 Tropfen *pro dosi.* — Mit Thee, Wein, ätherischen Oelen, u. s. w. mit reizenden Dekokten und Aufgüssen. Wo es nicht auf die Unkosten ankommt, sind diese Mittel auch trefflich zum äussern Gebrauch bei Lähmungen, heftigen Schmerzen, Hüftweh, Geschwülsten, u. s. w. Man kann sie dann als Liniment mit fetten Oelen einreiben.

Spiritus sulphurico-aethereus martiatus. Eisenhaltiger ätherischer Schwefelgeist.

(Statt der Bestuscheffschen Nerventinktur.)

(Pharm. boruss. S. 141.)

Auch dieses Mittel hat grofse Aehnlichkeit mit den vorigen; es ist das am stärksten reizende Eisenpräparat, über dessen Gebrauch beim Eisen gehandelt ist.

Gabe. 20 — 100 Tropfen, am besten für sich allein, mit Zucker, mit Thee.

Eine andre Gattung der zu dieser dritten Abtheilung gehörigen Reizmittel machen die geistigen Tinkturen aus.

Sie enthalten harzigte Pflanzenstoffe, bittere Substanzen, die in Weingeist aufgelöst sind. Sie sind den Extrakten sehr ähnlich, doch noch stärker und flüchtiger reizend, indem sie durch den Weingeist und das von demselben ausgezogne ätherische Oel noch verstärkt werden. Im Allgemeinen sind sie einander ähnlich, und alle als kräftige Reizmittel anzusehn, jedoch nach der Verschiedenheit und Wirksamkeit der Substanzen, aus welchen sie bereitet werden, von einander verschieden. Die besten sind folgende:

Tinctura absinthii. Wermuthtinktur.

Tinctura amara. Bittere Tinktur.

(Pharm. boruss. S. 153.)

Elixir aurantiorum compositum. (Elixir viscerale.)

Tinctura corticum aurantiorum. Pomeranzentinktur.

Tinctura gentianae. Enziantinktur.

Sehr gute bittere Mittel, die noch flüchtiger reizend sind wie die Extrakte, und in denselben Fällen wie jene angewandt werden können. (S. *Extr. absinthii.*)

Gabe und *Mischung.* 1 — 2 Skrupel *pro dosi* mit Wein, aromatischen Wassern, reizenden Dekokten und Aufgüssen.

Tinctura aromatica. Aromatische Tinktur.

Enthält Nelken, Kardamomen, Zimmt, Galange und Ingber, ist also sehr kräftig reizend.

Tinctura cascarillae. Kaskarillentinktur.

Tinctura chinae composita. (Elixir roborans Robert. Whyttii.)

Sind alle treffliche aromatische, kräftig reizende Mittel, die wir bei kronischer

Asthenie der Verdauungswerkzeuge, bei langen Rekonvaleszenzen, u. s. w. mit grofsem Vortheil benutzen.

Gabe und *Mischung.* Von einem Skrupel bis zur Drachme; auch mehr. Mit Wein, mit reizenden Dekokten, u. s. w.

Tinctura aromatica acida. Saure aromatische Mixtur.

(Statt *Elixir. vitrioli Mynsichti.*)

Als Reizmittel zur Stärkung der Verdauung ist sie nicht geeignet, wohl aber um mit Vortheil statt der Mineralsäuren, und der *Mixtura sulphurico acida* zu dienen.

Tinctura cinnamomi. Zimmttinktur.

Tinctura castorei. Kastoreumtinktur.

Tinctura castorei aetherea. Aetherische Kastoreumtinktur.

Tinctura valerianae aetherea ammoniata. Baldriantinktur mit Ammoniumliquor.

Sind sämmtlich treffliche, sehr flüchtig reizende Mittel, die sowohl bei asthenischen Fiebern, (Typhus, Faulfieber, u. s. w.) als auch bei kronischen Zuständen, Hysterie, Krämpfen, Koliken, u. s. w. abwechselnd mit andern Reizmitteln sehr vortheilhaft benutzt werden.

Gabe. Von einem Skrupel bis 1—2 Drachmen.

Tinctura asae foetidae. Asandtinktur.

Wie der Asand selbst von ½ bis zu 1½ Drachmen.

Tinctura guajaci. Guajaktinktur.

Tinctura guajaci ammoniata.

Tinctura pini composita. Zusammengesetzte Fichtentinktur.

Tinctura

Tinctura succini. Bernsteintinktur.
Tinctura succini aetherea.

Sämmtlich kräftige flüchtige Mittel. Man bedient sich ihrer meistens nur bei arthritischen, rheumatischen, asthmatischen und hysterischen Beschwerden, wo sie allerdings herrliche Dienste leisten.

Sie passen aber eben sowohl, besonders die mit Ammonium und Aether bereiteten, bei akuten Asthenien, beim Typhus, typhösen Pneumonien u. s. w., wo man sie abwechselnd mit Kampher, Moschus, Opium u. s. f. geben kann.

Gabe. 10—40—80—100 Tropfen.

Elixir ex succo liquiritiae. Süfsholzelixir.

Enthält Ammoniumliquor mit Anisöl und Opiattinktur; ist folglich reizend, und mit Unrecht bisher nur als auswurfbeförderndes Brustmittel gebraucht. Man kann es bei allen Affektionen der Brustorgane anwenden.

Gabe. 1—2 Drachmen.

Tinctura myrrhae. Myrrhentinktur.

Innerlich höchst selten, äufserlich bei unreinen Geschwüren, Krankheiten des Mundes u. s. w. (S. *Myrrha.*)

Tinctura benzoes. Benzoetinktur.

Wie die vorige entbehrlich.

Tinctura benzoes composita. (Balsam. commendatoris et traumaticum.)

Wie die Myrrhentinktur; ist entbehrlich.

Tinctura euphorbii.

Nur äufserlich beim Knochenfrafs.

Tinctura catechu. Katechutinktur.

Bei Krankheiten und Geschwüren des Mundes als Zusatz zu Gurgelmitteln.

Noch kräftiger reizend, wie die geistigen Tinkturen, sind die *ätherischen Oele*, die überhaupt zu den durchdringendsten und stärksten Mitteln gehören, die wir besitzen.

Sie machen den wirksamsten Bestandtheil aller Pflanzenmittel aus. Bisher beschränkte man mit Unrecht ihren Gebrauch zu sehr auf einzelne Fälle und Symptome. Sie verdienen aber eine weit allgemeinere Anwendung bei hohen Graden der Asthenie in allen Formen, besonders bei den asthenischen Fiebern. Sehr viele derselben können wir wegen des sehr hohen Preises nicht immer anwenden, aber manche sind wohlfeil, und man bedarf nur kleiner Gaben. Am besten giebt man sie rein und ohne Zusatz, oder nur mit Schwefeläther.

Die wichtigsten sind folgende:

Oleum absinthii aethereum. Aetherisches Wermuthsöl.

Oleum anisi aethereum. Atherisches Anisöl.

Oleum carvi aethereum. Aetherisches Kümmelöl.

Oleum foeniculi aethereum. Aetherisches Fenchelöl.

Alle vier sind kräftige Reizmittel, die bei allen hohen Graden der Asthenie in allen Formen gegeben, von Nutzen sind. Sie passen vorzüglich

1) bei heftigen schmerzhaften Koliken, Magenkrämpfen, Erbrechen, Diarrhöe, Ruhr u. s. w.

2) Bei allen Fiebern von hohen Schwächegraden. Typhus, Faul- und Nervenfieber, typhöse Pneumonie, Friesel, Scharlach u. s. w. Man hat sie in diesen Fällen bis jetzt viel zu selten angewandt, da sie doch dem Kampher, dem Opium, und überhaupt den besten Reizmitteln an die Seite zu setzen sind.

Gabe und *Mischung*. 1—4—6 Tropfen mit Thee, Wein, oder mit reizenden Mixturen.

Aeusserlich können sie alle als Zusatz zu reizenden Linimenten gebraucht werden.

In der Kraft und Wirkung sind alle einander ähnlich, Fenchel- und Anisöl sind aber angenehmer zu nehmen. Man wechsle mit denselben ab.

Oleum caryophyllorum. Nelkenöl.

(Pharm. bor. S 128.)

Sehr kräftig reizend, aber auch sehr theuer. Es paſst übrigens nicht bloſs gegen Zahnschmerzen hohler Zähne, gegen Lähmungen der Zunge und andrer Organe, sondern, wie die oben genannten, auch beim Typhus.

Gabe. 1 — 4 — 6 Tropfen.

Oleum cajeput. Kajeputöl.

Wird aus den Blättern des *Melaleuca leucodendron L.*, der in Ostindien auf den molukkischen Inseln u. s. w. wächst, destillirt. Der Geruch ist stark, kampher- und terbenthinartig. Es wird oft verfälscht.

Therapeutische Benutzung. Es nützt in allen den Fällen, die oben bei *Ol. absinthii* angegeben sind, vorzüglich bei Fiebern von hohen Schwächegraden. Zahlreiche Erfahrungen sprechen für seine Wirksamkeit.

Gabe. 1 — 6 Tropfen mit Aether, in Wein u. s. w. Auch mit Zimmttinktur.

Oleum valerianae. Baldrianöl.

Ein treffliches wirksames Mittel, wie das vorige, aber auch sehr unangenehm zu nehmen.

Gabe und *Mischung* wie bei dem vorigen.

Oleum menthae piperitae. Pfeffermünzöl.

Einheimisch, nicht zu theuer, sehr wirksam, wie Kajeputöl, nicht unangenehm, abwechselnd mit jenem zu geben.

Oleum cinnamomi. Zimmtöl.

Sehr flüchtig, wirksam, äuſserst angenehm im Geruch und Geschmack, aber sehr theuer, also nicht für den gewöhnlichen Gebrauch. Uebrigens wie Kajeputöl. —

Oleum chamomillae aethereum. Kamillenöl.

Eins der besten und wirksamsten Oele, aber sehr theuer. Bei hysterischen Anfällen, krampfhaften Beschwerden, falschen Wehen, Windkoliken, u. s. w. vorzüglich wirksam.

Gabe und ***Mischung.*** Wie bei den übrigen.

Oleum de cedro. Zederöl. (*Ol. cort. citri expressum.*)

Oleum corticum aurantiorum. Pommeranzenschaalenöl.

Oleum lavendulae. Lavendelöl.

Oleum nucistae. Moskatnufsöl.

Oleum roris marini. Rosmarinöl.

Sie könnten alle wie die übrigen ätherischen Oele innerlich mit Nutzen gebraucht werden, man bedient sich ihrer aber meistens nur wegen ihres angenehmen Geruches als Zusatz zu äufsern Mitteln, Salben, Linimenten, u. s. w.

Oleum macis. Moskatblüthenöl.

Wie Nelken und Zimmtöl.

Oleum origani. Dostöl.

Oleum majoranae. Majoranöl.

Oleum menthae crispae. Krausemünzenöl.

Sind entbehrlich.

Oleum succini. Bernsteinöl.

Ein treffliches Reizmittel, das man bisher nur zur Hervortreibung von zurückgetretenem Ausschlage, und als krampfstillendes Mittel benutzte, das aber in allen Fällen, wo die übrigen flüchtigen Reizmittel, Kampher, Moschus, u. s. w. passen, mit ihnen abwechselnd gegeben werden kann.

Auch äufserlich zu reizenden Einreibungen, bei Quetschungen, Paralysen, kalten Geschwülsten, u. s. f. Nur ist es sehr theuer.

Gabe und *Mischung.* 2 — 8 Tropfen mit Aether und geistigen Mitteln.

Oleum terebinthinae. Terbenthinöl.

Sehr wohlfeil, sehr wirksam, aber auch sehr unangenehm. Es wirkt als allgemeines

Reizmittel, aber auf die Harnwerkzeuge hervorstechend.

Anwendung. 1) Bei Krankheiten der Urinwege, Steinschmerzen, Vereiterungen der Harnwege, u. s. f. 2) Bei der Wassersucht. 3) Gegen Gallensteine. 4) Asthenische Gicht. 5) Flechsen und Nervenwunden. 6) Beim heifsen und kalten Brande. 7) Beinfrafs. 8) Kalte Geschwülste. 9) Gegen Eingeweidewürmer innerlich und äufserlich.

Gabe und *Mischung.* Nicht zu starke Gaben. 2—10 Tropfen, allmälig steigend. Zusätze: Aether, Opiattinktur; um es milder zu machen, Eigelb, arabisch Gummi, Zucker, u. s. w.

Aeufserlich in fetten Oelen, in Weingeist, u. s. f.

Oleum galbani aethereum. Galbanumöl.

Wie Terbenthinöl äufserlich.

Oleum sabinae. Sevenbaumöl.

Flüchtig reizend, sehr heftig wirkend.

Anwendung. Ehmals häufig gegen stockende Menstruation. Jetzt wie die übrigen Oele, nur vorsichtiger.

Aeufserlich mit Vortheil gegen den Beinfrafs, statt *Herba sabinae.*

Gabe. 1—3 Tropfen mit Aether, geistigen Flüssigkeiten.

Oleum animale foetidum. Stinkendes Thieröl.

(*Oleum cornu cervi foetidum.*)

Oleum animale aethereum. Aetherisches Thieröl.

(*Oleum animale Dippelii. Ol. corn. cerv. rectificatum.*)

(Pharm. boruss. S. 124. Handb. der pr. A. M. L. S. 604.)

Diese beiden thierischen Produkte schliessen sich in Hinsicht der medizinischen Wirkung an die ätherischen Pflanzenöle an. Sie gehören zu den stärksten und durchdringendsten Reizmitteln, die wir besitzen. Ersteres riecht abscheulich, ist aber eben so wirksam.

Therapeutische Benutzung. 1) Epilepsie. 2) Hydrophobie. 3) Heftige hysterische Paroxysmen. 4) Hartnäckige Wechselfieber. 5) Nerven- und Faulfieber. 6) Würmer, Bandwurm.

Aeusserlich giebt dieses Mittel ein trefflich reizendes Liniment, bei Lähmungen, Gichtknoten, Drüsenverhärtungen, kalten Geschwülsten, u. s. w.

Gabe und *Mischung*. Von 6 — 12 bis zu 20 und 40 Tropfen, im Aether, geistigen Tinkturen, u. s. w. die auch den Geschmack verbessern. — Aeusserlich mit Kamphergeist, Branntwein, oder mit fetten Oelen.

Vinum. Wein.

(Pharm. boruss. S. 68. Handb. der prakt. A. M. L. S. 842.)

Auch der Wein gehört unter die wirksamsten Reizmittel der dritten Abtheilung. Aeltere und neuere Aerzte haben die reizende Eigenschaft desselben anerkannt. Die neuern Ansichten der Heilkunde lassen uns aber einen andern und zweckmäſsigern Gebrauch von demselben machen, als sonst der Fall war.

Therapeutische Benutzung.

1) In asthenischen Fiebern von geringern Schwächegraden.

2) Im Typhus, Nervenfieber, Faul - Gallenfieber, u. s. w.

3) Asthenische Fieber mit Lokalaffekzionen. Asthenische Blattern, Masern, Friesel, Rose, Pneumonie, u. s. w.

4) Wechselfieber.

5) Asthenische Apoplexie, Stickfluſs, Asthma.

6) Kronische Nervenkrankheiten.

7) Gicht, Wassersucht, und andre Formen der kronischen Asthenie.

8) Kronische Schleimflüsse, Blutflüsse, und andre Exkrezionen.

9) Kronische Kinderkrankheiten. Skropheln, Rachitis, Atrophie, u. s. w.

10) Im Zustande der Rekonvaleszenz nach asthenischen Krankheiten.

Der äuſsere und chirurgische Gebrauch des Weins ist sehr ausgedehnt, da er fast bei allen chirurgischen Krankheiten mit und ohne Verletzungen der äuſsern Integumente angewandt wird. — Quetschungen, kalte Geschwülste, Gelenkwassersuchten, Meteorismus, Brüche, Brand, Krankheiten des Mundes, Augenentzündungen, Kontusionen des Kopfes, überhaupt bei allen asthenischen Lokalleiden.

Gabe und *Mischung.* Es ist nicht zu leugnen, daſs manche junge Brownianer Miſsbrauch mit dem Weine getrieben haben. Alles hängt hier von dem Alter, dem Grade der Krankheit, von der Gewohnheit des Patienten und von der Stärke des Weins ab. Man sey vorsichtig und gebe anfangs kleine Gaben, und steige allmälig. Kindern täglich drei bis vier mal ein Paar Theelöffel bis zu einem Eſslöffel voll, mit Eigelb u. s. w. Erwachsenen nach den Umständen $\frac{1}{4}$, $\frac{1}{2}$ — 1 Glas *pro dosi* täglich 4 — 6 mal. Im Typhus alle Stunde bis $\frac{1}{2}$ Stunde.

Passende Zusätze. Bittere und aromatische Mittel. Zum äuſsern Gebrauch aromatische Kräuter, Weingeist, Kampher, Mohnsaft u. s. f.

Die besten Weinarten zum medizinischen Gebrauch sind ächter alter Franzwein, alter Rheinwein, alter unverfalschter Mallaga, Champagner, Ungerwein, Kapwein u. s. w.

Spiritus vini rectificatus. Gereinigter Weingeist.

(Pharm. bor. S. 142. Handb. der prakt. A. M. L. S. 142.)

Noch kräftiger reizend, wie der Wein, aber innerlich fast nie gebraucht. Aeufserlich als treffliches Reizmittel.

1) Als zertheilendes Mittel bei äufsern Verletzungen. (S. *Spirit. camphor.*)

2) Als Zusatz zu reizenden Kräuterumschlägen und Fomentationen.

3) Als blutstillendes Mittel.

4) Als Auflösungsmittel der ätherischen Oele, Harze u. s. w.

Spiritus camphoratus. Kamphergeist.

(Pharm. bor. S. 139. Handb. der pr. A. M. L. S. 776.)

Enthält eine Unze Kampher in einem Pfunde Weingeist. Eins der trefflichsten äusseren Reizmittel, bei Quetschungen, Verrenkungen, Frostbeulen, bei Asphyktischen, Lähmungen, kalten Geschwülsten, u. s. w. (S. *Camphora.*)

Wo man ihn anwendet, darf aber keine Exkoriation und zu grofse Empfindlichkeit der Haut seyn.

Spiritus angelicae compositus.

(Statt des *Spiritus theriacalis.*)

(Pharm. bor. S. 138.)

Eben so wie der Kamphergeist, und abwechselnd mit demselben zu gebrauchen.

Spiritus lavendulae. Lavendelgeist.

Wie der vorige; er riecht angenehm.

Spiritus mastiches compositus. Zusammengesetzter Mastixgeist. (*Spiritus matricalis.*)

Spiritus roris marini. Rosmaringeist.

— *saponatus.* Seifengeist.

— *serpylli.* Quendelgeist.

Brauchbar aber durch den Kamphergeist entbehrlich gemacht.

Spiritus cochleariae. Löffelkrautgeist.

Bei skorbutischen Fehlern des Mundes als Zusatz zu Gurgelmitteln.

Spiritus formicarum. Ameisengeist.

Wird bei Gliederlähmungen, bei rachitischen Kindern u. s. w. empfohlen, wird aber durch Kampher- und Agelikageist ersetzt.

Mixtura pyro - tartarica. Brennzlicht - weinsteinsaure Mixtur. (*Mixtura simplex.*)

(Pharm. bor. S. 119.)

Nicht unwirksam, aber entbehrlich. Besteht aus Angelikageist, brennzlicht- weinsteinsaurem Liquor und Schwefelsäure, welches nicht die passendste Mischung ist.

Zu den bedeutendsten äufsern Reizmitteln, deren wir mehrere hier neben einander aufgestellt haben, gehören ferner noch:

Can-

Cantharides. Spanische Fliegen.

(Pharm. boruss. S. 11. Handb. der pr. A. M. L. S. 226.)

Der *Melve vesicatorius L.* wird sowohl innerlich als äufserlich als Arzneimittel benutzt. Die äufsere Anwendung ist bei weitem die wichtigste.

Innerlich ist dies Mittel mit grofser Vorsicht anzuwenden; es wirkt heftig reizend, aber auch kaustisch und die Organisation zerstörend. Vorzüglich äufsern sich diese Wirkungen auf den Magen, Darmkanal und die Harnwege. Brennende Schmerzen, Harnstrenge, Blutharnen, Magenentzündung, Erbrechen, Schwindel und Ohnmachten sind die Folgen zu grofser Gaben. Den innern Gebrauch hat man empfohlen 1) bei der Wassersucht. 1) Bei der Hydrophobie. 3) Bei Fehlern der Harnwege, Harnverhaltung, Lähmung der Blase, langwieriger Nachtripper u. s. w. 4) Beim Keuchhusten, kronischen Exanthemen u. s. w.

Die äufsere Anwendung ist von jeher die häufigere und wichtigere gewesen. Man hat über die Wirkungsart der spanischen Fliegen, so wie der rothmachenden Mittel überhaupt, mit Heftigkeit gestritten, und ist auch jetzt noch nicht einig. Das Wahre scheint Folgendes zu seyn.

Es entsteht nach der Anwendung der spanischen Fliegen Rothe des Thrils, verstärkter Zufluſs der Säfte, Erhebung der Oberhaut und Ansammlung lymphatischer Feuchtigkeit. Die örtliche, und mittelbar die allgemeine Reizerhöhung ist nicht abzuleugnen, wiewohl allerdings die Ausleerung von Säften durch das Blasenziehen reizmindernd werden kann. Die vormals herrschenden Ideen von Schräfe ableiten, Gegenreiz, Reizbarkeit ableiten u. s. w. verwirft die neuere Klinik mit Recht als widersinnig. Wir wenden demnach die spanischen Fliegen als rothmachendes, d. h. als Reizmittel bei jedem *Allgemeinleiden von bedeutendem Schwächegrade*, mit oder ohne Lokalaffektion an, und verwerfen den Gebrauch derselben bei hypersthenischem Zustande als schadlich. Die Fälle der speziellen Anwendung sind unter *Semen sinapeos* aufgeführt worden.

Präparate. *Emplastrum cantharidum (ordinarium) (Empl. vesicator. ordinarium).* Das gewöhnlichste Präparat zum äuſsern Gebrauch.

2) *Emplastrum cantharidum perpetuum* (*Empl. vesicat. perpet.*) (Ph. bor. S. 94). Es wird als fortdauernd rothmachendes Mittel und zur Erregung künstlicher Geschwüre gebraucht. Diese Anwendungsart hat in manchen Fällen unleugbar genutzt, aber sie kann auch allerdings sehr schädlich werden.

3) *Tinctura cantharidum.* Eins der heftigsten Reizmittel. Innerlich wie die Kanthariden. Aeufserlich in dringenden Fällen als *Rubefaciens*, mit Tuch aufgelegt, wo es schnell die Haut röthet. Am meisten aber bei örtlichen Leiden,. Lähmungen, Gelenkwassersuchten u. s. w.

Gabe und *Mischung.* Die Kanthariden innerlich zu ¼ bis 2 — 3 Gr. in Pulver mit Kampher, Merkurialmitteln u. s. w. Oder in Emulsionen. — Die Tinktur zu 4 — 30 Tropfen.

Gegenmittel. Kampher, Milch und alle schleimigten Mittel.

Zweite Klasse der Arzneimittel.

Thätigkeit vermindernde Arzneimittel.

Erste Art.

Mittelbare Schwächungsmittel durch Säfteentziehung, durch Erregung des Erbrechens und Laxirens.

(*Emetica - Laxantia — emetico - laxantia.*)

Tamarindi. Tamarinden. (*Fructus tamarindorum.*)

(Pharm. boruss. S. 67. Hdb. der pr. A. M. L. S. 808.)

Das Mark des *Tamarindus indica L.*, der in Ost- und Westindien einheimisch ist, das in den Fruchtkapseln die Saamen umgiebt, hat einen säuerlichen Geruch, und einen angenehmen weinsauren Geschmack. Die **Wirkung** dieses Mittels ist gelinde laxirend, und, nach Maafsgabe der erfolgten Ausleerung, mehr oder minder schwächend.

Therapeutische Benutzung. Richtigere heilkundige Maximen haben den Mifsbrauch, den man ehmals mit diesem Mittel trieb, aufgehoben, oder doch beschränkt. Die kühlende antiseptische Kraft, die man den Tamarinden bei bösartigen, zur Fäulnifs sich neigenden Fiebern, Ruhren, u. s. w. zuschrieb, gehört zu den erträumten Ideen, welche vormals sehr viel Schaden stifteten.

Wir wenden sie jetzt nur als gelindes Laxans - und Schwächungsmittel bei **hypersthenischen** Zuständen des Organismus an. Wir haben aber zu diesem Zwecke die vielen wohlfeilern Mittelsalze.

Gabe, Bereitung und *Mischung.* Man giebt und gab die Tamarinden zu ½ bis 2 Unzen in Wasser aufgelöst, auf 6 — 8 Unzen Kolatur. Zusätze: Manna, Glaubersalz-, Rhabarbertinktur.

Manna. Manna.

(Pharm. bor. S. 42. Handb. der pr. A. M. L. S. 566.)

Der ausschwitzende und ausfliefsende Saft des *fraxinus ornus L.*, und *fraxinus excelsior L.*, der aus Italien und Sicilien zu uns kommt. Der Geruch ist widrig süfs, der Geschmack gleichfalls ekelhaft süfslich.

Therapeutische Benutzung. Was vom Mifsbrauch der Tamarinden gesagt ist, gilt auch hier. Die Manna ist gelinde laxirend, schwachend, pafst nur bei Hypersthenie. Vorzüglich hat man sie bei Kindern angewandt.

Gabe und *Mischung.* Erwachsenen gab man sie, als zu schwach wirkend, selten allein, oder in starken Gaben 1 — 4 Unzen. Kindern von 2 Drachmen bis zu 1 Unze.

Zusätze. Tamarinden, Senna, Mittelsalze, vegetabilische Säuren, welche letztern die Leibschmerzen verhüten.

Syrupus mannae. Abführungsmittel für kleine Kinder; ist entbehrlich.

Folia sennae. Sennablätter.

(Pharm. bor. S. 25. Hdb. d. prakt. A. M. L. S. 420.)

Die Blätter der *Cassia senna L.*, aus Arabien, Aegypten und Italien. Der Geschmack ist bitter, ekelhaft scharf, der Geruch besonders widerlich.

Therapeutische Benutzung. Schwächendes Laxirmittel.

Bereitung, Gabe und *Mischung.* Am besten ist das Infusum; die Abkochung zieht zu viele harzige Theile aus, welche Leibschmerzen machen. Gabe. 2 — 4 Drachmen mit 4 Unzen Wasser. Zusätze Pflaumen, Tamarinden, Manna, u. s. w.

Präparate. *Infusum sennae compositum.* (*Aqua laxativa. Infusum laxativ. viennense.*) (Pharm. boruss. S. 108.) Es wird zu 1 — 2 Unzen *pro dosi* verordnet. Besser sind frische Bereitungen.

Electuarium e senna. (*Electuarium lenitivum.*) (Pharm. boruss. S. 91.) Enthält Tamarinden, Pflaumen und Senna. Gabe. Theelöffelweise bis zur Wirkung.

Pulpa cassiae. Kassienmark.

Das Mark der *Cassia fistula L.*, aus Indien, Mexiko, u. s. w. Es ist dem Tamarindenmark in der Wirkung und im Gebrauche ganz gleich, nur schwacher.

Gabe. 1 — 2 Unzen.

Pulpa prunorum. Pflaumenmark.

Wirkt gleichfalls in groſsen Gaben als gelindes Laxans.

Fructus prunorum. Pflaumen. (Zwetschen.)

Fructus mororum. Schwarze Maulbeeren.

Fructus ribium rubrorum. Johannisbeeren.

Fructus rubi idaei. Himbeeren.

Sämmtlich gelinde reizmindernde Mittel, die bei hypersthenischem Zustande, statt der Nahrung angewandt, von Nutzen seyn können. In allen asthenischen Krankheiten sind sie unpassend und schädlich.

Anwendung. Am bequemsten und angenehmsten nimmt man die mit Zucker eingekochten Säfte dieser Pflanzen.

Eine bedeutende Abtheilung der zu dieser Art der Schwächungsmittel gehörigen Arzneien, machen die mehr oder minder laxirenden Mittelsalze aus, die alle in der Hauptwirkung einander gleich sind. Es sind ihrer eine sehr große Menge, wovon die meisten aber völlig entbehrlich sind.

Kali aceticum. Essigsaures Kali.

(*Terra foliata tartari; alcali vegetabile acetatum.*)

(Pharm. bor. S. 108. Handb. der pr. A. M. L. S. 511.)

Das mit Essigsäure gesättigte Kali laxirt, wenn es in großen Gaben genommen wird. Vorzüglich legte man aber diesem Mittel gelinde resolvirende, Stockungen hebende Kräfte bei, und mißbrauchte es nach diesen Ideen unendlich oft.

Als schwächendes Abführungsmittel bei hypersthénischen Krankheiten wenden wir es nicht an, da wir weit sichrer wirkende und wohlfeilere Mittel haben. Es wäre eigentlich ganz zu entbehren.

Gabe. Wenn es laxiren soll 3 — 4 Drachmen. Zu Mixturen setzt man den *Liquor Kali acetici.* Trocken kann es überhaupt nicht gegeben werden, da es sehr leicht an der Luft zerfließt.

Kali citratum. Zitronensaures Kali.

Ganz wie das vorige. Ein Bestandtheil des Riverischen Trankes.

Kali tartaricum. Weinsteinsaures Kali.

(*Tartarus tartarisatus; alcali tartarisatum.*)

(Pharm. boruss. S. 111. Hdb. der pr. A. M. L. S. 528.)

Auch dieses Mittelsalz hat man häufig als resolvirendes Mittel gemißbraucht.

Zum Purgiren sind große Gaben von ½ bis zu 1 Unze erforderlich.

Kali sulphuricum, Schwefelsaures Kali.

(*Arcan. duplicatum, tartarus vitriolatus, alcali vitriol., nitr. vitriol. Sal de duobus; sal polychrest. Glaseri.*)

Ein Laxirmittel von sehr üblem Geschmacke. Es ist sehr wohlfeil. Oft laxirt es in kleinern, oft erst in stärkern Gaben.

Zu 1—2 Drachmen *pro dosi* alle 1—2 Stunden läſst es sich bei hypersthenischen Fiebern als Schwächungsmittel benutzen.

Magnesia sulphurica. Schwefelsaure Magnesia.

(*Sal amarum s. anglicanum, epsomense, saidschützense, s. catharticum; magnesia vitriolata.* Englisch Salz, Bittersalz.)

Eins der besten und wohlfeilsten laxirenden Mittelsalze, das da, wo wir jene anwenden dürfen, trefflich paſst. Wie die übrigen hat man es entsetzlich gemiſsbraucht. Die Fälle, wo man es gebrauchen sollte, sind: 1) Hypersthenische Fieber ohne Lokalaffektion, wo es die Aderlässe unnöthig macht, oder sie unterstützt. 2) Hypersthenische Fieber mit Lokalaffektion. Hier paſst dieses Mittelsalz sehr gut. 3) Richter, Pringle und andre empfehlen es bei eingeklemmten Brüchen, wo es mit fetten Oelen gegen verhärteten Koth gegeben wird. In diesem Falle sind die Purgirmittel allerdings von Nutzen, wenn auch die Schwäche etwas zunehmen sollte. Aber dieser Fall tritt nicht immer ein.

Gabe und *Mischung.* 1 — 4 Drachmen; in vertheilten kleinern Gaben bis die Wirkung erfolgt. Passende Zusätze sind Honig, Süſsigkeiten, Manna, wegen des widerlichen Geschmackes.

Natrum sulphuricum crystallisatum. Krystallisirtes schwefelsaures Natrum.

(*Sal mirabile Glauberi. Alcali minerale vitriolatum, soda vitriolata.*)

(Pharm. boruss. S. 121.)

Ein stark laxirendes Mittelsalz, über dessen Miſsbrauch, wie über die richtige Anwendung alles gilt, was bei dem vorigen Mittel gesagt worden ist.

Gabe. 1 — 2 Unzen zu 6 — 8 Unzen Wasser und säumlichen Syrupen bei hypersthenischen Fiebern. Man vergesse beim Verschreiben den Zusatz *crystallisatum* nicht, damit nicht statt seiner das folgende wirksamere genommen werde.

Natrum sulphuricum siccum. Getrocknetes schwefelsaures Natrum.

Ist das vorige, nur ohne das Krystallisationswasser; deſshalb kräftiger, und nur in halb so groſsen Gaben zu geben.

Natrum phosphoricum. Phosphorsaures Natrum.

Wirkt wie *Natrum sulphuricum*, Es hat den Vorzug, daſs es nicht so widerlich schmeckt, ist aber dagegen sehr theuer. Es ist ganz entbehrlich.

Tartarus natronatus. Weinsteinsaures Natrum.

(*Sal polychrestum seignette. Alcali minerale tartarisatum.*)

Wie *Kali sulphuricum;* entbehrlich.

Tartarus stibiatus. Spiefsglanzweinstein.

(*tartarus emeticus* s. *antimoniatus. Stibium* s. *antimonium tartarisatum.*)

(Pharm. bor. S. 152. Handb. der prakt. A. M. L. S. 815.)

Dieses Salz besteht aus Spiefsglanzkalk und Weinsteinsäure. — Es ist weifs, geruchlos und hat einen metallischen Geschmack. Es löst sich leicht in Wein und Wasser auf.

Es ist für die Geschichte der Medizin eins der merkwürdigsten Mittel, mit dem man ungeheuren Mifsbrauch getrieben hat. Man wandte es beinahe als Universalmittel an, als *Resolvens, antispasmodicum-digestivum, emeticum, emetico-laxativum* u. s. w.

Zweckmäfsiger wenden wir dieses Mittel nur zur Erregung des Erbrechens an.

Als Brechmittel ist der Spießglanzweinstein allerdings sehr brauchbar, indem er schon in kleinen Gaben sehr sicher wirkt und wohlfeil ist.

Alle Brechmittel sind für sich als reizende Thätigkeit vermehrende Mittel anzusehen, aber sie werden durch das Gefühl der Uebelkeit, durch starke Anstrengung beim Erbrechen, und durch die Säfteentziehung zu reizmindernden Mitteln. Der Fall, wo Brechmittel, ohne rohe schädliche Stoffe auszuleeren, durch Reizerhöhung wohlthätig auf den Organismus wirkten, mögte wohl nur in der Einbildung existiren. Die Anwendung der Brechmittel zu diesem Zwecke ist wenigstens höchst unsicher, und auf keine Weise zu empfehlen. Wir wenden demnach die Brechmittel nur in folgenden Fällen an.

1) Bei wahren Ueberladungen des Magens mit kruden fetten Speisen, die als örtlich und mechanisch wirkende Schädlichkeiten anzusehen sind, wo man durch Ausleerung der schädlichen Stoffe am schnellsten hilft.

2) Bei Vergiftungen, sobald als möglich nach dem Verschlucken des Giftes. Bei

narkotischen Giften, Bilsenkraut, Schierling, Belladonna, u. s. w. Vergiftungen durch metallische und mineralische Substanzen vertragen sie nicht immer, da leicht die Entzündung vermehrt werden kann.

Man hat den Brechweinstein ferner empfohlen:

a) Im Anfange der Krankheit, in verdünnten Solutionen, gleichsam als Einleitung zur Kur. — Eine schädliche durchaus verwerfliche Kurmaxime.

b) Als reizendes, auflösendes sogenanntes alterirendes Mittel in kleinen Gaben, in den sogenannten gastrischen Krankheiten, Schleim-Gallenfiebern, Wassersuchten u. s. w. Auch diese Anwendung schwächender Mittel ist schädlich.

c) Zur Beförderung der Expektoration. Meistens beruht die Stockung des Auswurfs auf Asthma, und da sind Reizmittel wirksam. In einigen Fällen wird durch die mechanische Erschütterung der Auswurf hergestellt; aber nur auf kurze Zeit und größere Schwäche ist meisens die Folge.

d) Zur

d) Zur Ekelkur. Eine abscheuliche Methode, die kein vernünftiger Arzt leicht anwenden wird. Sie soll empirisch angewandt bei Manie, Melancholie, Epilepsie, u. s. w. zuweilen von Nutzen gewesen seyn.

e) In akuten Krankheiten zur Beförderung der Ausdünstung oder kritischer Eruptionen. Auch diese Anwendung ist irrig und schädlich.

Gabe, Mischung und *Anwendung*. Am passendsten giebt man den Brechweinstein als Brechmittel in einer reinen Auflösung von destillirtem oder von aromatischen Wassern. Saure oder süſse und salzige Mittel zuzusetzen, ist unpassend. Gabe für Erwachsene. 2 — 3 — 4 Gran, wonach drei bis viermal Erbrechen zu erfolgen pflegt. Kindern giebt man 1 — 1½ Gran. Von der Auflösung von 2—4 Gran in 3 Unzen Wasser lasse man alle ¼ Stunde 2 Eſslöffel voll nehmen, bis die gehörige Wirkung erfolgt. Das Hufelandsche Brechmittel aus 1 — 2 Gran *tartar. stibiat.* und 1 Skrupel *Amylum*, das sehr sicher wirkt, verdient angewendet zu werden. Für kleine Kinder 1 bis 1½ Gran in 1 — 2 Unzen Wasser aufgelöst, und alle ¼ Stunde zwei Theelöffel voll bis zur Wirkung.

Aeufserlich wirkt die Auflösung des Weinsteins als Reizmittel. Gemeiniglich entsteht ein Hautausschlag und vermehrte Harnabsonderung; daher bei Wassersuchten anwendbar. Zu Klystiren bei Scheintodten verdienen geistige und aromatische Mittel den Vorzug.

Radix ipecacuanhae. Brechwurzel.

(S. oben unter den Reizmitteln.)

Die Brechwurzel ist nächst dem Brechweinstein das am sichersten Erbrechen erregende Mittel, und hat vor jenem den Vorzug, dafs es nicht so leicht auf den Stuhlgang wirkt.

Gabe. Als Brechmittel 20 — 25 — 30 Gran und noch mehr. Man giebt sie in Pulver, in Verbindung mit Brechweinstein; oder im Aufgusse mit *Oxymel scilliticum.*

Aufser den bisher genannten Mitteln gehören noch eine Menge andrer hieher, die für sich als Thätigkeit vermehrende Mittel anzusehen sind, in grofsen Gaben aber genommen, vermehrte Darmexkretion hervorbringen, und durch den bewirkten Säfteverlust schwächend wirken, und die Lebensthätigkeit des gesammten Organismus herabstimmen. Alle diese Mittel sind unter den Reizmitteln ausführlich abgehandelt worden, und es wird hier hinreichend seyn, sie hier nur namentlich aufzuführen, und die Gabe zu bemerken, in welchen sie die vermehrte Säfteausleerung zu bewirken pflegen.

Radix rhei. Rhabarber.

Das Pulver pflegt in Gaben von einem Skrupel bis zu 1 Drachme zu purgiren. Die *Tinctura rhei* in Gaben von 2 Drachmen und darüber. Das Extrakt führt nicht leicht ab.

Radix jalappae. Jalappenwurzel.

Sie laxirt zu 10 Gran 1 Skrupel und darüber egeben.

Resina jalappae.

Bei Kindern zu 1 — 3 Gran; bei Erwachsenen zu 5 — 10 Gran.

Aloe. Aloe.

Das Aloeextrakt purgirt von 5 — 20 Gran.

Gutti. Gummigutt.

Gegen den Bandwurm zu 3 — 10 Gran.

Colocynthis. Koloquinthen.

Das Extrakt wird von manchen noch als Abführungsmittel zu 2 — 6 Gran benutzt.

Bryonia, *Gratiola*, *Helleborus*, *Scammonium*, *Scilla*, und einige andre gehören gleichfalls hieher, die nach dem verschiednen Grade der Reizbarkeit, bald in kleinern, bald in grössern Gaben, Abführung bewirken, und dann unter die schwächenden Mittel gezählt werden müssen.

Alle diese Mittel, die man ehmals gemeiniglich unter dem Namen der drastischen Purgirmittel begriff, hat die neuere Klinik zweckmäfsiger als Reizmittel (bei Vermeidung der Säfteausleerung) anwenden gelehrt. Dann und wann hat die empirische Anwendung derselben bei der Manie, Melancholie, bei der Wassersucht u. s. w., auch bei dadurch bewirkten Ausleerungen, glücklichen Erfolg gehabt, den wir aber durch die Anwendung passender Reizmittel sicherer erreichen werden, worüber die spezielle Therapie das Nähere lehrt. Bei hypersthenischen Zuständen des Körpers kann die Anwendung dieser Mittel nie anders als schädlich seyn, da sie bedeutende Reizerhöhung hervorbringen müssen, die der Ausleerung vorhergeht.

Zweite Art.

Unmittelbare Thätigkeit vermindernde Arzneimittel. (Direkt deprimirende Mittel — *Contrastimuli.* *) Vitalitätswidrige Mittel.

Die zu dieser Art gehörigen Schwächungsmittel besitzen verschiedne Grade der Wirksamkeit. Einige erstrecken ihre Wirkung nicht

*) Die von den italiänischen Aerzten Rasori und Berda aufgestellte und vertheidigte Theorie der *Contrastimuli* stimmt zu sehr mit meiner Ansicht von der Wirkung dieser Klasse der reizmindernden Mittel überein, als dafs ich hier nicht darauf aufmerksam machen sollte. So sehr ich aber in der Hauptsache mit jenen Aerzten einerlei Meinung bin, so wenig kann ich alle die Mittel, welche dieselben hieher rechnen, für direkt schwächend erkennen. (Vergl. Salzb. mediz. chirurg. Zeitung. Nro. 35. 1804.)

weiter, als **bis zu den Organen der Verdauung** und **Assimilation**; andre hingegen wirken **auf den ganzen Organismus** direkt deprimirend. Wir werden die verschiednen Mittel, welche zu den durch jene Bestimmung sich bildenden Unterabtheilungen gehören, hier in eins zusammen fassen, um sie bequemer abzuhandeln und unnöthige Wiederholungen zu vermeiden.

Ammonium muriaticum depuratum. Gereinigtes salzsaures Ammonium. (*Sal ammoniacum. Alcali volatile siccum.* Salmiakgeist.)

(Pharm. bor. S. 5. Handb. der pr. A. M. L. S. 132.)

Dieses Mittelsalz wirkt in kleinen Gaben unmittelbar, und in gröſsern zugleich mittelbar durch Ausleerung schwächend.

Therapeutische Benutzung. Neue und richtigere klinische Ansichten lehren uns dieses Mittel ganz anders anwenden, als es von den ältern Aerzten gebraucht wurde. Die Vorstellungen von Unreinigkeiten, die man durch den Salmiak einschneiden, auflösen und mobil machen wollte, sind nun als irrig anerkannt; haben aber vormals zu dem ärgsten Mifsbrauche dieses Mittels Anlafs gegeben. Man wandte es als Vorbereitungsmittel der gastrischen Kurart an, dann als antifebrilisches Mittel im Anfange aller Fieber; endlich in kleinen Gaben als ein stopfendes Mittel bei zu starken Darmausleerungen. Alles dieses beruhte auf der falschen klinischen Ansicht.

Wir wenden den Salmiak als gelind schwächendes Mittel bei hypersthenischen Fiebern an. Jedoch müssen wir dann meistens laxirende Mittelsalze zusetzen, weil er für sich nicht stark genug laxirt.

Aeufserlich als ein gutes Reizmittel, in Wasser, Essig oder Weingeist zu warmen Fomentationen, bei kalten Geschwülsten, Wasseransammlungen, Blutunterlaufungen, Quetschungen, Stockungen in drüsigten Theilen u. s. w. Bei der Krätze als Bestandtheil der Krätzsalbe.

Gabe. Innerlich 10 — 40 Gran in Himbeerwasser. Zusätze von Kampher, China, Wein und andern Reizmitteln sind unpassend; dagegen passen andre Mittelsalze. Zum äufsern Gebrauch ½ bis 1 Unze in

6 — 8 Unzen Wasser, warm angewandt, wenn man nicht die Kälte absichtlich, wie in den Schmuckerschen Umschlagen, will wirken lassen.

Kali nitricum (crudum et depuratum.) Salpetersaures Kali. (*Nitrum. Alcali vegetab. nitratum.* Salpeter.)

(Pharm. bor. S. 39. und 110. Handb. der prakt. A. M. L. S. 519.)

Ein vortreffliches wirksames Schwächungsmittel, das unmittelbar deprimirend, in grofsen Gaben aber auch, durch bewirkte Säfteausleerung, mittelbar schwächend wirkt.

Die vormalige Anwendung des Salpeters als kühlendes, als allgemeines Fiebermittel gegen Fieberhitze, gegen Entzündungen mit und ohne Fieber, bei Blutflüssen mit Wallungen, als Auflösungsmittel, als Einleitungsmittel zu jeder Fieberkur, beruhte auf unrichtigen Grundsätzen, und hat oft unersetzlichen Schaden gestiftet.

Passender Gebrauch. Innerlich nur bei hypersthenischen Fiebern, mit und ohne Lokalaffekzion.

Auch ohne zu laxiren, schwächt der Salpeter bedeutend.

Aeufserlich in sehr kühlenden schwächenden Umschlägen, bei hypersthenischen Entzündungen, Wunden, Kopfverletzungen, eingeklemmten Brüchen, u. s. w.

Gabe, Form und *Mischung.* Man löset 2 Drachmen in 6 Unzen Wasser auf, und giebt davon alle Stunde 1 — 2 Efslöffel voll. Gaben über ein Skrupel wirken meistens zu heftig auf den Magen. Reizende Zusätze sind widersinnig. Eine einfache Auflösung mit Himbeersyrup, oder eine Emulsion mit arabischem Gummi, ist die beste Form.

Aeufserlich in der Form der Schmuckerschen Fomentazionen, oder überhaupt in Wasser, Essig, u. s. w. aufgelöst.,

---

Pulvis temperans. Temperirpulver.

(Pharm. bor. S. 134. Handb. der prakt. A. M. L. S. 675.)

Besteht aus gleichen Theilen von *Kali sulphuricum* und *Kali nitricum.* Es wird häufig gemiſsbraucht, und sollte billig in der Preuſsischen Pharmakopöe gar nicht seyn.

Magnesia carbonica. Kohlensaure Magnesia.

(*Magnesia salis amari* s. *Sedlitzensis. Magnes. alba, aerata.* Bittersalzerde; *carbonas magnesiae.*)

Man hat dieses Mittel sehr häufig gemiſsbraucht, und den gröſsten Schaden damit gethan. Man wandte es an

1) als säuretilgend. In allen Fällen wo Säure, Sodbrennen u. s. f. vorhanden war. Bei Kindern, bei Hypochondristen.

2) Als Abführungsmittel. Durch die Säure im Magen wurde sie ein laxirendes Mittelsalz.

Die Zustände, wo Säure sich im Magen und Darmkanal erzeugt, sind in Asthenie begründet, und fordern die Anwendung bitterer gewürzhafter Mittel. Die Bittererde schwächt die Verdauung noch mehr.

Kali carbonicum. Kohlensaures Kali.

(*Cineres clavellati.* Pottasche. *Sal alcali veget. fixum. Alc. veget. fixum s. aeratum. Sal tartari, sal herbarum.*)

Es gehört zu den unmittelbaren Schwächungsmitteln, welche auf den Magen reizmindernd einwirken und die Verdauung stören. — Man wendet es haufig an, um die in ihm enthaltne Kohlensäure (fixe Luft, Luftsäure) auf den Magen wirken zu lassen. Der flüchtige Reiz, welchen die Kohlensäure hervorbringt, hat oft sehr heftiges krampfhaftes Erbrechen und andre heftige Krampfzufälle des Magens gehoben. Flüchtige Reizmittel äuſserlich und innerlich angewandt sind aber meistens eben so wirksam. Zu jenem Zweck dient die sogenannte *potio Riverii.* — Die von Stütz empfohlne wechselsweise Anwendung des Kali mit dem Opium beim Trismus u. s. w. hat ihren Nutzen noch nicht hinlänglich bestätigt. Gegen Magensäure das Kali zu geben ist unpassend, weil nur das Produkt des krankhaften Zustandes, nicht die Ursache desselben, dadurch gehoben werden kann. Gegen Steinbeschwerden und Steinschmerzen ist seine Wirkung gleichfalls noch sehr problematisch. Die *aqua mephitica alcalina* von *Colborne-Falcones* gehört hieher. Linderung hat dieses Mittel öfter geschafft.

Aeuſserlich als Reizmittel bei gelinden Drüsenverhärtungen und kronischen Hautausschlägen.

Liquor Kali carbonici. Flüssiges kohlensaures Kali.

(*Oleum tartari per deliquium, liquamen tartari, s. cinerum clavellatorum.*)

Wurde ehmals, wie das trockne kohlensaure Kali, gegen Magensäure angewandt; ist entbehrlich.

Kali causticum siccum. Trocknes ätzendes Kali.

(*Alcali fixum causticum.* Luftleeres Laugensalz. *Lapis causticus; cauterium potentiale.*)

(Pharm. bor. S. 109. Handb. der pr. A. M. L. S. 517.)

Innerlich hat man das kaustische Kali in einer sehr verdünnten Auflösung gegen

Steinbeschwerden empfohlen. Es hat aber oft geschadet.

Aeufserlich sonst häufig statt des salpetersauren Silbers als Aetzmittel, wodurch es aber jetzt fast verdrängt ist. In verdünnten Auflösungen wenden wir es an 1) bei unreinen Geschwüren. 2) Beim gutartigen Tripper zu Einsprützungen.

(4 — 6 Gran in 4 Unzen Wasser aufgelöset.)

Liquor cali caustici. Flüssiges ätzendes Kali.

Wird nicht als Arzneimittel benutzt.

Calcaria. Kalkerde. (*Calx.*)

Für sich wird die Kalkerde nicht als Arzneimittel gebraucht.

Aqua calcariae ustae (aqua calcis). Kalkwasser.

(Pharm. boruss. S. 81. Hdb. der prakt. A. M. L. S. 146.)

Man hat den Gebrauch dieses Mittels viel zu weit ausgedehnt, und ihm zu viele Heilkräfte zugetrauet, die es sicher nicht besitzt. —

Dazu kommt, dafs die **innere** Anwendung desselben sehr viele Unbequemlichkeiten hat, und nur die gleichzeitige Anwendung von sehr milden wenig reizenden Mitteln erträgt. Ich möchte daher die innere Anwendung nur auf die Steinbeschwerden einschränken, bei welchen dasselbe nach dem Zeugnisse glaubwürdiger Aerzte grofse Linderung verschafft haben soll. Die Gabe ist dann 2 — 4 Unzen mehreremal des Tages zwei bis vier Wochen lang fortgesetzt.

Aeufserlich bedient man sich desselben hingegen 1) bei unreinen fistulösen Geschwüren. 2) Beim feuchten Beinfrafs. 3) Beim kalten Brande. 4) Bei Geschwüren der Blase. 5) Bei Verbrennungen, mit Baumöl und Opiattinktur zur Salbe gemischt. 6) Zum Waschen bei Krätze und Kopfgrind. 7) Gegen ödematöse Geschwülste, Skrofeln, u. s. w.

Zum innern Gebrauch mufs das Kalkwasser immer frisch bereitet, und nur aus gefüllten Gefäfsen gegeben werden, weil es sich so leicht zersetzt.

Conchae. Austerschaalen.

Lapides cancrorum. Krebssteine.

Veraltete entbehrliche Mittel, die Kalkerde enthalten.

Tartarus depuratus. Gereinigter Weinstein.

(*Cremor tartari. Crystalli tartari.*)

(Pharm. bor. S. 152. Handb. der prakt. A. M. L. S. 813.)

Es ist ein schwächendes Mittel, das in kleinen Gaben unmittelbar, in grössern auch durch Laxiren wirkt. Man hàt ungeheuren Misſsbrauch damit getrieben, der zum Theil noch jetzt fortdauert, indem man es wie ein Hausmittel anwendet.

Tartarus boraxatus. Boraxweinstein. *Cremor tartari solubilis.*

Dem vorigen völlig gleich, nur leichter auflöslich. Von beiden gilt in Hinsicht der therapeutischen Benutzung dasselbe wie von *Kali aceticum*, u. s. w.

Gabe.

Gabe. Von 10 Gran bis zu einer Drachme und mehr mit Salpeter, u. s. w. Reizende Zusätze sind zu vermeiden.

Tartarus ammoniatus. Ammoniumweinstein.

Wenig gebräuchlich, und entbehrlich.

Acidum tartaricum. Weinsteinsäure.

(*Acidum tartari essentiale; sal essentiale tartari; acidum tartari crystallisatum.*)

Ein kühlendes, d. h. schwächendes Mittel, das besonders schnell auf den Magen und die Verdauung wirkt.

Gabe. 4 — 16 Gran. Gemeiniglich werden saure kühlende Getränke damit bereitet.

Oxalium. Sauerkleesalz. (*Sal acetosellae.*)

Ganz wie die Weinsteinsäure.

Natrum carbonicum (crudum et crystallisatum). Kohlensaures Natrum. *(Soda, sal sodae, sal alcali minerale.)*

Natrum carbonicum siccatum. Getrocknetes kohlensaures Natrum.

Beide wie *Kali carbonicum*, nur letzteres in kleinern Gaben.

Baryta muriatica. Salzsaure Schwererde.

(*Terra ponderosa salita. Barytis muriaticus.*)

(Pharm. bor. S. 85. Handb. der pr. A. M. L. S. 188.)

Auch dieses Mittel gehört zu den schwächenden, stört zuerst die Verdauung, und wirkt dann schwächend für das ganze System.

Nach Hufeland und Crawford hat man sie in neuern Zeiten vorzüglich gegen Krankheiten des lymphatischen Systems, Drüsenverhärtungen, Skrofeln, Kropf, Skirrhus, Atrophie, herpetische Ausschläge, Krätze, Würmer, u. s. w. empfohlen.

Bei allen diesen kronisch asthenischen Zuständen muſs, nach richtigern klinischen Grundsätzen, der Gebrauch dieses Mittels mehr schädlich als nützlich seyn.

Gabe. 1 Drachme in einer Unze Wasser aufgelöst, und mit einem Syrup verbunden; davon Erwachsnen 30 — 40 Tropfen — bei Kindern mit groſser Vorsicht kleine Gaben. —

Aeuſserlich die Auflösung wie die von Brechweinstein.

Stibium. Spieſsglanz. *(Antimonium.)*

Die Antimonialbereitungen haben eine groſse Rolle in der Medizin gespielt, und noch jetzt werden viele derselben häufig angewandt.

Man schrieb ihnen eine die verdickte Lymphe schmelzende, auflösende, blutreinigende, säfteverbessernde Kraft zu. Es sind aber unrichtige Vorstellungen, an welche die neuere Klinik nicht glaubt. Nach meiner Ueberzeugung gehören alle Antimonialpräparate zu den Schwächungsmitteln. Sie können eben so wenig wie die Kupfer- Zink- Quecksilber- und Arsenikpräparate als Reizmittel angesehen werden. Die guten Wirkungen, welche so manche berühmte Aerzte von ihnen gesehen zu haben versichern, rühren wohl nur von den mit ihnen angewandten Reizmitteln her. Es könnten alle Antimonialmittel bis auf den Brechweinstein entbehrt werden.

Die berühmtesten Präparate sind folgende:

Stibium oxydatum album. Weifses Spiefsglanzoxyd. *(Antim. diaphoreticum. Calx Antimonii nitrata.)*

Es wurde als treffliches *resolvens* und *diaphoreticum* häufig gebraucht. Durchaus entbehrlich.

Stibium oxydulatum fuscum. Bräunliches gesäuertes Spiefsglanz. *(Crocus metallorum.)*

Ein starkes drastisch wirkendes Brechmittel. Es wurde vordem in der *aqua benedicta Ru-*

landi als auflösendes Mittel angewendet. Völlig entbehrlich.

Stibium sulphuratum nigrum laevigatum. Schwarzer Schwefelspiefsglanz. (*Antimonium crudum.*)

Es sollte auflösen und die Säfte reinigen. Manche Aerzte empfahlen es ungemein.

Gabe. 20—30 Gran mit Guajak, Gewürzen, u. s. w.

Vinum stibiatum. Spiefsglanzwein. (*Aqua benedicta Rulandi; Vinum emeticum s. antimoniale Huxhami.*)

Ein sehr unsichres Präparat, indem nach der Beschaffenheit des Weins bald mehr, bald weniger aufgelöst wird.

Es war vordem ein sehr beliebtes Mittel, um Stockungen aufzulösen, um diaphoretisch und auf die Haut zu wirken. Bei Skrofeln, Gicht, Podagra, Rheumatismen u. s. w.

Gabe. 10—20 Tropfen.

Sulphur stibiatum aurantiacum. Gelber Spiefsglanzschwefel. (*Sulphur antimonii auratum.* Goldschwefel.)

Ein sehr berühmtes Mittel. 1) Als Brechmittel, wo aber der Brechweinstein es ganz entbehrlich macht. 2) Bei kronischen Hautkrankheiten, Krätze, Flechten, *Tinea.* Seine Wirkung ist aber unbedeutend und gewifs zu sehr gerühmt. 3) Bei Gicht und Rheumatismen. 4) Bei kronischen Brustkrankheiten, *asthma pituitosum.* 5) Als Expectorans bei hitzigen Brustkrankheiten.

In allen diesen Fällen ist es durchaus entbehrlich, da wir so viele sichrer wirkende Mittel besitzen.

Gabe. Von ½ bis zu 2 — 3 Gran. Stärkere Gaben machen Erbrechen. Man empfiehlt die Verbindungen mit Kampher, Opium, Merkurialien, Guajak, u. s. f.

Sulphur stibiatum rubrum. Rother Spiefsglanzschwefel. (*Kermes minerale.* Kartheuserpulver.)

Hat mit dem vorigen die gröfste Aehnlichkeit, und wurde eben so angewendet; nur ist er noch heftiger wirkend.

Gabe. Halb so grofs, wie bei dem vorigen.

Calcaria sulphurato - stibiata. Schwefelkalkerde mit Spiefsglanz. (*Calx antimonii cum sulphure; Calx antim. sulphur. Hoffmanni.*)

(Pharm. bor. S. 87. Handb. der prakt. A. M. L. S. 199.)

Hufeland und einige neuere Aerzte empfahlen dieses Mittel sehr lebhaft bei der Gicht, Rheumatalgie und bei kronischen Hautausschlägen. Neuere Beobachtungen haben seine Unwirksamkeit gezeigt, und es ist auf alle Fälle entbehrlich.

Besonders schwächend wirkt es bei fortgesetztem Gebrauch auf die Verdauungsorgane.

Anwendung und *Gabe.* 1 Drachme dieses Mittels wird mit 5 Pfunden Wasser bis zu 4 Pfund eingekocht, und binnen zwei bis drei Tagen verbraucht. Geruch und Geschmack ist sehr widerlich, schwefelleberartig.

Calcaria sulphurata. Schwefelkalkerde.

(*Hepar sulphuris calcareum.* Erdige Schwefelleber.)

(Pharm. bor. S. 87. Handb. der präkt. A. M. L. S. 197.)

Innerlich als Arzneimittel gebraucht, wirkt sie gleichfalls schwächend. Wir gebrauchen dieses Mittel aber mit Nutzen zu einigen besondern Zwecken.

1) Sie ist ein sehr wirksames Mittel gegen die üblen Folgen des Mifsbrauchs der Merkurialien, mit Kampher und aromatischen Zusätzen zu 6 — 10 Gran.

2) Gegen Vergiftungen durch Blei und Arsenik und Sublimat. Man giebt 1 Drachme in einem Pfunde einer schleimigen Flüssigkeit, Milch, Hafer- und Gerstenschleim, setzt einige Unzen Zucker zu, und läfst wiederholt efslöffelweise davon nehmen.

3) Zu künstlichen Schwefelbädern. Auf jedes Bad etwa 1 — 2 Unzen Schwefelkalkerde.

Argentum nitricum fusum. Salpetersaures Silber.

(*Lapis infernalis.* Höllenstein, Silbersalpeter. *Luna caustica.*)

Es ist das beste Aetzmittel. Ganz neuerlich haben die Engländer angefangen, dieses Mittel in sehr verdünnten Auflösungen innerlich gegen die Epilepsie zu gebrauchen. Der Erfolg ist ungewiſs, und das Mittel immer sehr gefährlich. Aeuſserlich 1) um wildes Fleisch und abgestorbne Theile zu zerstören. 2) Zur Vertilgung von Muttermälern, Warzen, u. s. w. 3) Um Abszesse zu öffnen, wo das Messer zu sehr gefürchtet wird. 4) Bei unreinen alten Geschwüren; in der Auflösung von einer Drachme auf sechs Unzen Wasser. Vorzüglich bei der fauligen Bräune, bei fauligen Geschwüren vom Miſsbrauch der Merkurialien, etc.

Arsenicum album. Weiſser Arsenik.

(Pharm. boruss. S. 6. Handb. der prakt. A. M. L. S. 176.)

Je nachdem der Arsenik mehr oder minder oxydirt ist, erhält er verschiedne Namen. Je mehr er oxydirt ist, desto heftiger wirkt er. Im metallischen Zustande heist er Scheibenkobald. Der weiſse Arsenik ist der metallische Kalk. Opperment oder Rauschgelb (*auri pigmentum*) enthält $\frac{1}{10}$ Schwefel, und Realgar oder *arsenicum rubrum* $\frac{1}{5}$. Die reine Arseniksäure wirkt am heftigsten.

Der Arsenik löst sich in Säuren, Oelen und Wasser auf. Auf Kohlen geworfen, riecht er stark nach Knoblauch.

Innerlich ist er das heftigste Gift, das wir kennen. Der medizinische Gebrauch wäre billig ganz zu unterlassen, da er schon zu $\frac{1}{4}$—$\frac{1}{2}$ Gran heftige Magenschmerzen, Würgen und Erbrechen macht. Zu 2 — 3 Gran tödtet er schnell.

Man hat ihn innerlich empfohlen gegen kronische Hautkrankheiten, Flechten, Krätze, Epilepsie, Hydrophobie, u. s. w.

Aeuſserlich hat man ihn hin und wieder mit Nutzen gegen krebsartige Geschwüre angewandt. 1 — 2 Gran in einer Unze Wasser zum Pinseln.

Gegenmittel bei Arsenikvergiftungen. Fett, Schmalz, fette Oele, Seifenauflösung, Milch, Zuckerwasser. Wenn es erst eben genommen ist, ein tüchtiges Brechmittel.

Cuprum ammoniatum. Kupfer mit Ammonium.

(*Cuprum ammoniacale, s. ammoniacum, sal ammoniacum cupri.*)

(Pharm. boruss. S. 90. Hdb. der pr. A. M. L. S. 314.)

Ein metallisches, sehr drastisch wirkendes Mittel, das oft schon in kleinen Gaben heftiges Erbrechen, Purgiren und Kolik macht, und in gröfsern Gaben tödtet.

Therapeutische Benutzung. 1) Gegen Epilepsie soll es oft sehr wirksam gewesen seyn, und es verdient hier allerdings Aufmerksamkeit. 2) Auch in der Hysterie, bei hartnäckiger Krätze, und sogar gegen Wechselfieber hat man dieses Mittel angewendet und empfohlen. Es wäre aber unverantwortlich, hier, wo wir so viele andre und sichere

Mittel haben, ein so gefahrliches Mittel anzuwenden.

Gabe. $\frac{1}{8}$ — $\frac{1}{4}$ Gran, in aromatischen Wassern aufgelöst mit geistigen Zusätzen. Große Vorsicht ist nöthig.

Cuprum sulphuricum. Schwefelsaures Kupfer.

(*Vitriolum de cypro. Vitriolum veneris; cuprum vitriolatum.* Kupfervitriol.)

(Pharm. boruss. S. 90. Handb. d. pr. A. M. L. S. 315.)

Gleichfalls ein sehr drastisch wirkendes Brech- und Purgirmittel, dessen Gebrauch gefährliche Folgen haben kann. Es ist auch direkt deprimirend.

Es ist sowohl innerlich als Brechmittel, als äußerlich zum Blutstillen und Aetzen ganz entbehrlich.

Bismuthum oxydatum album. Weifses Wismuthoxyd. *(Magisterium bismuthi.)*

Man hat es zu 1 — 2 Gran gegen hysterische Krämpfe empfohlen; es ist aber völlig entbehrlich.

Zincum oxydatum album. Weifser Zinkkalk.

(*Flores zinci.* Zinkblumen.)

(Pharm. boruss. S. 166. Handb. der pr. A. M. L. S. 863.)

Dieses Mittel hat einen aufserordentlichen Ruf gegen krampfhafte Beschwerden aller Art, sogar gegen Epilepsie. Die meisten Aerzte haben es aber doch unwirksam gefunden, womit meine eignen Erfahrungen völlig übereinstimmen. Es macht oft schon in kleinen Gaben Uebelkeit, Ekel Erbrechen. Es wirkt wie die übrigen Metallkalke deprimirend. Bei Schäuerchen, bösartigen Blattern, Würmern u. s. w. hat man dies Mittel sehr empfohlen.

Gabe. 1 — 3 Gran und allmälig weit mehr. Mit aromatischen Zusätzen bekommt es am besten.

Unguentum Zinci. Zinksalbe.

Bei asthenischen Augen- und Augenliederentzündungen sehr brauchbar. Bei aufgesprungnen Brustwarzen u. s. w.

Zincum sulphuricum. Schwefelsaurer Zink.

(*Vitriolum album* s. *Zinci.* Gallitzenstein.)

Ein starkes Brechmittel; zum innern Gebrauch sehr entbehrlich. Aeufserlich in Wasser aufgelöst, gegen Augenfehler, Aphthen u. s. w.

Stannum. Zinn. (*Jupiter.*)

Das gefeilte Zinn ist ein berühmtes Wurmmittel, auch gegen den Bandwurm (Matthieus Mittel). Es wirkt blofs durch seine mechanische Schärfe. Zum medizinischen Gebrauche das reinste englische Blockzinn.

Gabe. Von 2 Drachmen bis 1 Unze täglich. — In Latwergen, Konserven u. s. w.

Hydrargyrum. Quecksilber. (*Mercurius vivus, argentum vivum.*)

(Pharm. bor. S. 38. Handb. der prakt. A. M. L. S. 477.)

Ohnstreitig ist das Quecksilber unter allen metallischen Mitteln, welche die Heilmittellehre anwendet, das wichtigste.

Im metallischen Zustande wirkt jedoch das Quecksilber nicht auf den Organismus; desto stärker aber in den verschiednen Zuständen der Oxydation. Man hat indessen doch das metallische Quecksilber in einigen Fällen empfohlen.

1) Gegen heftige Verstopfung des Stuhlgangs, wo es mechanisch durch seine Schwere und Flüssigkeit wirken soll. Im Ganzen ist aber doch nur wenig davon zu erwarten.

2) Hufeland und einige andere Aerzte haben von neuem die Abkochung des Quecksilbers als ein kräftiges Wurmmittel empfohlen. Es ist aber nicht zu begreifen, wie es wirksam seyn könne.

Je unwirksamer das Quecksilber im metallischen Zustande ist, desto wirksamer zeigen sich die Quecksilberoxyde und die Quecksilbersalze, die durch die Verbindung desselben mit Säuren entstehen. Manche sind von der heftigsten Wirksamkeit, und werden bei unvorsichtiger Anwendung leicht lebensgefährlich.

Wie die Merkurialmittel im Organismus wirken, darüber können wir nichts entscheiden, und es werden noch die verschiedenartigsten Meinungen darüber vertheidigt. Behaupten dürfen wir aber, daſs diese Mittel zu den unmittelbar schwächenden gehören, indem sie immer ohne Ueberreizung, und häufig ohne alle Ausleerung die Lebensthätigkeit herabstimmen. Zuweilen schwächen sie allerdings mittelbar durch Ausleerungen, Speichelfluſs, Durchfall, u. s. w.

Therapeutische Anwendung.

1) In der venerischen Krankheit sind die Merkurialmittel immer die sichersten und wirksamsten. Die Mineralsäuren wirken bei weitem so sicher nicht. Wie es in dieser Krankheit wirke, bleibt noch immer Problem.

2) In vielen nicht venerischen Krankheiten. Wegen seiner ihm zugeschriebnen reizenden Wirkung auf das lymphatische System. Auch ist allerdings nicht abzuläugnen, daſs häufig solche Fehler des lymphatischen Systems, Stockungen, Drüsenverhärtungen, u. s. w. dadurch gehoben sind. Wenn aber Allgemeinleiden von Schwäche damit verbunden ist, dürfen wir diese schwächenden Mittel nicht anwenden.

Nach jener Ansicht wird es gegeben:

a) Als auflösendes Mittel bei Verstopfung der Eingeweide. Groſse bedeutende Desorganisationen können keinesweges dadurch gehoben werden, und die lange Anwendung der Merkurialien schwächt zu sehr.

b) In kronischen Hautkrankheiten.

c) Gegen unheilbare Wassersuchten. Es bleibt immer ein zweideutiges unsicheres Mittel, wiewohl ihm nicht alle Wirkung abzusprechen ist.

d) Als Wurmmittel. Wirksam, aber sehr gemiſsbraucht.

e) Gegen Entzündungen aller Art. Einige haben die Merkurialien hier sehr gerühmt, andere verachtet. Bei hypersthenischen Entzündungen wirken sie zu langsam schwächend. Bei asthenischen hat man sie mit Opium, Kampher, u. s. w. gemeinschaftlich angewandt.

f) Gegen Hydrophobie, Tetanus, Hüftweh, Lähmungen (besonders nach Bleivergiftungen) u. s. w., wo man ihnen allerdings in einzelnen Fällen die Wirksamkeit nicht absprechen kann.

Bei den venerischen Krankheiten ist die Wirkung specifisch sicher, aber noch nie befriedigend erklärt.

Die besten Präparate gegen die Syphilis sind: *Hydrargyrum muriatum mite* — *Hydrarg. oxydulatum nigrum* und *hydrargyrum muriatum corrosivum.*

Die verschiednen Präparate sind folgende:

Hydrargyrum aceticum. Essigsaures Quecksilber. *(Mercurius acetatus.)*

War ehmals berühmt, und ein Bestandthei

der Kayserschen Morsellen; jetzt mit Recht vergessen.

Hydrargyrum muriaticum corrosivum. Aetzendes salzsaures Quecksilber.

(*Mercurius sublimatus corrosivus.* Sublimat.)

(Pharm. bor. S 105. Handb. der pr. A. M. I. S. 497.)

Eins der stärksten mineralischen Gifte, und eins der wirksamsten Quecksilbermittel, die wir haben. Gegen die *lues venerea* am schnellsten wirkend, und auch radikalheilend, wenn es gehörig und lange genug angewandt wird. Seine nachtheiligen Wirkungen auf den Magen, Koliken, Magenbrennen, Durchfall sind durch schickliche Mittel zu verhüten.

Eine der wichtigsten Regeln ist eine lange genug fortgesetzte Anwendung, da das schnelle Verschwinden der üblen Symptome noch kein Beweis von wahrer Heilung ist. Eingewurzelte Lues ist ohne dieses Mittel fast gar nicht zu heben, und es ist unentbehrlich. Grofse Schwäche und Empfindlichkeit machen freilich die Anwendung stärkender Mittel vorher nothwendig. — Noch hat dieses Mittel den Vorzug, daſs es am seltensten Salivation macht.

Gabe und *Mischung.* Anfangs zu $\frac{1}{12}$ bis $\frac{1}{8}$ Gran in aromatischen Wassern, mit Opium verbunden. Die van Swietensche Auflösung in Branntwein ist zu widerlich zu nehmen. — Sehr bequem zu nehmen ist es auch in einer Emulsion von arabischem Gummi. — Zwei bis drei Gran in 6 — 8 Unzen Emulsion — $\frac{1}{2}$ bis 1 Eſslöffel voll *pro dosi.* —

Hydrargyrum muriatum mite. Mildes salzsaures Quecksilber. (*Mercurius dulcis. Calomelas.*)

Weit milder und langsamer gegen die Lues wirkend, aber doch sicher. Es macht leicht Speichelfluſs; sobald sich die Vorboten einstellen, höre man auf. — Wegen seiner laxirenden Wirkung setzt man bei venerischen Krankheiten Opium und gewürzhafte Mittel zu. Als *antisyphiliticum* ist dieses Mittel auch unentbehrlich.

Gabe und *Mischung.* Gegen venerische Uebel $\frac{1}{4}$ — 3 Gran. Bei zarten empfindlichen Subjekten $\frac{1}{8}$ — $\frac{1}{4}$ Gran. Kampher und Opium verhüten die Salivation am besten. Als Purgans gegen Würmer, u. s. w. 2 — 4 Gran.

Hydrargyrum muriaticum praecipitatum. Salzsaures Quecksilberpräcipitat.

(*Merc. praecip. alb. mercurius cosmeticus.* Weifser Präcipitat.)

Ehmals innerlich, jetzt nur äufserlich in Salben gebraucht, gegen venerische Drüsengeschwüre, u. s. w.

Bei Flecken der Hornhaut, bei kronischen Augen, und Augenliederentzündungen. Auch gegen die Krätze in der Zellerschen Salbe.

Hydrargyrum oxydatum rubrum. Rothes Quecksilberoxyd.

(*Mercur. praecip. ruber.* Rother Präcipitat.)

Blofs äufserlich als Aetzmittel bei venerischen Geschwüren, Auswüchsen, Augenfehlern, jedoch mit Vorsicht anzuwenden.

Unguentum hydrargyri rubrum, in einer Drachme sind sechs Gran Präcipitat.

Hydrargyrum oxydulatum nigrum. Schwarzes gesäuertes Quecksilber. (*Mercurius niger. solubilis Hahnemanni.*)

Wiewohl Hahnemann es zu sehr rühmte, bleibt es doch immer ein sehr wirksames Präparat.

Man hat es bei leichtern und schwerern venerischen Uebeln wirksam befunden. Nach der Behauptung einiger Aerzte soll es am seltensten Speichelfluſs erregen, aber desto häufiger laxirt es, wie ich aus eigner Erfahrung weiſs. Als *antisyphiliticum* kommt zuerst der Sublimat, und dann dieses Präparat.

Hahnemann verbietet alle gesalzne Speisen beim Gebrauch dieses Mittels. Obst, das er empfiehlt, ist nicht anzurathen.

Gabe und *Mischung.* ¼ — ½ Gran, und alle 24 Stunden um ½ Gran bis zu 3 Gran *pro dosi* gestiegen, bis die Vorboten der Salivation eintreten, wo man einige Tage aussetzt. — Mit Opium, mit Gewürzen, Kampher, u. s. w.

Hydrargyrum phosphoricum. Phosphorsaures Quecksilber.

Es hat vor den gewöhnlichen Präparaten durchaus keine Vorzüge, so sehr es auch einige Aerzte gerühmt haben. Es macht leicht Uebelkeit, Erbrechen, Magenkrampf, Durchfall und Speichelfluſs. Es ist ganz entbehrlich.

Gabe. $\frac{1}{4}$ — $\frac{1}{2}$ Gran im Pulver mit aromatischen Zusatzen.

Hydrargyrum stibiato-sulphuratum. Schwefligtes Spieſsglanzquecksilber.

(*Aethiops antimonialis.* Spieſsglanzmohr. *Mercurius cum antimonio.*)

Es wurde als auflösendes, sanftreizendes, schweiſstreibendes Mittel sehr gerühmt. Man empfahl es gegen Ausschläge, venerische Krätze, Drüsenverhärtungen, u. s. w. Es ist durchaus überflüssig.

Hydrargyrum sulphuratum nigrum. Schwarzes Schwefelquecksilber. (*Aethiops mineralis, mercurius cum sulphure.*)

Wie das vorige entbehrlich.

Liquor hydrargyri muriatici corrosivi. Liquor von ätzendem salzsauren Quecksilber.

(Statt der ehmaligen *aqua phagedaenica.*)

Nach der Preufs. Pharmakopöe sind in 2 Pfunden Wasser 24 Gran Sublimat und eben so viel Salmiak.

Es ist ein treffliches Mittel zum äufsern Gebrauch; bei venerischen und andern unreinen Geschwüren zum Verbande, beim Schanker im Halse zu Gurgelwassern gesetzt; zum Waschen bei primären Schanker, Phimose, u. s. w.

Liquor hydrargyri nitrici. Flüssiges salpetersaures Quecksilber. (*Mercurius nitrosus. Nitrum mercuriale.*)

Ein ganz entbehrliches Präparat.

Unguentum hydrargyri cinereum. Graue Quecksilbersalbe. (*Unguent. neapolitanum.*)

(Pharm. bor. S. 162. Handb. der prakt. A. M. L. S. 857.)

Ein Theil Quecksilber zu 2 Theilen Fett ist die beste Bereitung.

Vormals war diese Salbe ein Hauptmittel bei der Kur der venerischen Krankheiten, um die Salivation zu erregen.

Jetzt wendet man sie zu Einreibungen an, bei örtlichen venerischen Uebeln, Bubonen, venerischen Knochenkrankheiten, u. s. w.

Die Einreibungen müssen an solchen Theilen geschehen, wo viele lymphatische Gefäſse liegen, an der innern Seite der Lenden und der Oberarme. Man sey aber vorsichtig, da die Salivation oft plötzlich und heftig auszubrechen pflegt.

Auch bei Drüsenverhärtungen, Verstopfungen der Eingeweide des Unterleibes hat man sie hin und wieder mit Nutzen angewandt.

Gabe. ½ Drachme ein oder zweimal täglich eingerieben.

Unguentum hydrargyri citrinum. Gelbe Quecksilbersalbe. (*Unguent. citrinum. Balsamum mercuriale.*)

Salpetersaures Quecksilber mit Schweinsfett.

Gegen Geschwüre, flechtenartige Ausschläge, Krätze und Psorophthalmien empfohlen.

Unguentum hydrargyri rubrum. Rothe Quecksilbersalbe. (*Balsamum ophthalmicum.*)

Unguentum pomatum mit rothem Präcipitat.

Bei kronischen Augen- und Augenliederentzündungen, bei Auswüchsen auf der Cornea, bei venerischen und andern unreinen Geschwüren ein treffliches Mittel.

Cinnabaris. Zinnober. (*Hydrargyrum sulphuratum rubrum.*)

Als Arzneimittel nicht mehr gebräuchlich.

Plumbum aceticum. Essigsaures Blei. (*Saccharum saturni; plumbum aceticum crystallisatum.*)

(Pharm. bor. S. 60. und 130.)

Der innere Gebrauch ist gefährlich und durchaus zu verwerfen; äufserlich in destillirtem Wasser aufgelöst wie die *aqua saturnina.*

Aqua saturnina. Bleiwasser.

Der äufsere Gebrauch dieses Mittels erstreckt sich sehr weit.

1) Gegen Entzündungen nach chirurgischen Operationen.

2) Gegen Hämorrhoidalknoten.

3) Beim gutartigen Tripper in Umschlägen und Einsprützungen.

4) Gegen Augenentzündungen, als Augenwasser mit Opium.

5) Gegen das Durchliegen.

6) Gegen Verbrennungen.

7) Gegen kronische Ausschläge ohne Allgemeinleiden.

Unguentum cerussae. Bleiweiſssalbe.

Wurde ehmals häuſig bei Verbrennungen, Exkoriationen, u. s. w. gebraucht. Jetzt fast auſser Gebrauch.

Unguentum cerussae camphoratum. Bleiweiſssalbe mit Kampher.

Ist mit Nutzen statt der vorigen bei Exkoriationen, Verbrennungen, Drüsenverhärtungen, u. s. w. anzuwenden.

Register.

A.

B.

C.

D.

E.

G.

L.

M.

N.

O.

P.

Q.

R.

S.

T.

Teu-

W.

Z.

Druckfehler.

S. 182. Z. 8. l. *Julep e camphora* st. *Jalepe camphora.*
S. 225. Z. 3. l. *Meloë* st. *Melve.*

Neuestes Verzeichniß

der Verlagsbücher, Kupferstiche, Karten und Kupferwerke, welche bei Wilh. Oehmigke jun., Buchhändler in Berlin, am Packhofe Nr. 9. wohnhaft, zu haben sind.

Aesculap, der, in dem Tempel der paphischen Göttin, 8. Berlin 1802. 16 gr.

Almanach, Anmuth und Schönheit aus den Mysterien der Natur und Kunst, ein Almanach für ledige und verheirathete Frauenzimmer, auf das Jahr 1802, neue vermehrte Auflage, 8. Berlin 1802, gebunden 1 thl. 16 gr.

— Mit illum. Kupf. 8. Berl. 1802. geb. 2 thl. 8 gr.

Adel der Weiblichkeit, in Zügen von Liebe, Treue und Edelsinn; ein Taschenbuch für Damen, auf das Jahr 1801, mit Kupf. von Jügel, sauber gebunden 1 thl. 12 gr.

— mit englisch bunten Kupf. 2 thl. 8 gr.

Andersons Unterricht im Billard = Kegel und Ballspiel, nach den neuesten und bewährtesten Regeln und Gesetzen, neue verbesserte Auflage, 8. 6 gr.

Anekdotenfreund, der, eine Sammlung von kleinen Erzählungen, Schwänken, Epigrammen u. s. w. 6 Hefte, 8. Berlin 1803. 1 thl. 12 gr.

Anleitung, gründliche, des Pharaospiels, 8. 1803. 12 gr.

Anweisung, neueste, zur Erlernung des Whistspiels, 4te Auflage, 8. 1802. 4 gr.

Archiv für die neuesten und merkwürdigsten Reisebeschreibungen, aus fremden Sprachen übersetzt, 3 Bände, gr. 8. mit Kupfern, Berlin 1803. 5 thl. 12 gr.

Armfeldts, G. M., Landesverrätherei, mit seinem Bildniß, 8. Deutschland. 12 gr.

Arnim, über den deutschen Adel, 2te Aufl. Berlin 796. 3 gr.

Arzt, der, für Freudenmädchen u. ihre Kunden, 8. 799. 16 gr.

Arzenei für Hypochondristen, eine Samml. von Erzählungen, Schwänken, Anekdoten, Einfällen, Epigrammen und Recepten zur Verdauung bei Mahlzeiten, 8. Berlin 1803, geh. 1 thl. 8 gr.

Augustin, vollständige Uebersicht der medizinischen Litterärgeschichte, gr. 4. Berlin 1801. 1 thl. 8 gr.

Augustin, F. L. vom Galvanismus und dessen medizinischer Anwendung, mit Kupf. gr. 8. 1802. 10 gr.

Bartholdy, G. W. (Professor der Mathematik am Gymna=

sium zu Stettin,) Anleitung zur mathematischen, physischen und Staats-Geographie, 2 Thle. mit Kupf. und Karten, 2e verm. und verb. Aufl. gr. 4. Berl. 1802. 4 thl. 12 gr.

Bekenntnisse, meine, über die Weiber, 8. 1800. 1 thl. 8 gr.

Barthens sicheres Mittel, Wanzen und Motten zu vertilgen, 8. Berlin 1804. 16 gr.

Beneckendorf, Präsident von, ökonomisch-juristischer Traktat von der Schäfereigerechtigkeit, nach Preuß. Grundsätzen, gr. 4. Berl. 794. 20 gr.

Beschreibung des Berliner Königl. Schlosses, nebst allen Merkwürdigkeiten, 8. Berlin 1804. 12 gr.

Beschreibung des Badehauses an der langen Brücke, 8. Berlin 1804. 4 gr.

Bibliothek, neue philosophische, herausgeg. v. Kiesewetter und Fischer, Professoren der Phil. und Geschichte 1794. 12 gr.

Das wohlgetroffene Bildniß Sr. Majestät, Friedrich Wilhelm des III. Königs von Preußen, von Lowe gezeichnet, und von Meyer gestochen, vier Zoll hoch und drei Zoll breit. Neue wohlfeile Ausg. 12 gr., bunt gedruckt 1 thl.

Das ähnliche Bildniß Ihro Majestät der Königin Louise von Preußen, nach Herrn Schadow von Deling gemahlt, und von Jugel gestochen, en Medaillon, vier Zoll hoch und drei Zoll breit. Neue wohlfeile Ausgabe, 12 gr. bunt gedruckt 1 thl.

Neue Bildergallerie für junge Söhne und Töchter, zur angenehmen und nützlichen Selbstbeschäftigung aus dem Reiche der Natur, Kunst, Sitten und des gemeinen Lebens, 12 Bde. mit 2000 Abbildungen, gr. 8. Berl. 1802—1804. mit schwarzen Kupf. 28 thl., mit bunten Kupf. 47 thl., auf englisches Schreibepap. mit ausgemahlten Kupfern. 57 thl.

Billings geographisch-astronomische Reise nach den nördlichen Gegenden Rußlands, mit Kupfern und Karten, gr. 8. Berlin 1803. 2 thl. 12 gr.

v. Blankensee, P., prakt. Handbuch für Landwirthe, die einen gründlichen Unterricht über die wichtigsten Gegenstände der Landwirthschaft wünschen. Aus vieljährigen in der Neumark gemachten Erfahrungen, 2 Bde. mit Kupfern und Tabellen, gr. 8. Berlin 1803. 3 thl. 4 gr.

Bok, J. G., landwirthschaftliches Lehrbuch für die Landjugend, mit Kupf., 2te verbesserte Auflage. 1792. 8 gr.

Böttchers, J. F., Auswahl des chirurgischen Verbandes für angehende Wundärzte, mit XV. Quartokupfertafeln, gr. 8. Berlin 1795. 2 thl. 4 gr.

— J. F., Vorschlag zur Verbesserung des doppelten Leistenbruchbandes und Angabe zu einem bequemen Verbande bei der Zerreissung des Ligaments der Kniescheibe, mit einem Kupfer. gr. 8. Berlin 1796. 2 gr.

Borke, Beschreibung der Stargardtschen Wirthschaft in Hinter-Pommern, nebst G. L. M. von Wedels Vorlesungen, von Berkens Anmerkungen über diese, und von Eichstädts

Beschreibung der Hohenzoller'schen Wirthschaft in Pommern. 2te und vermehrte Auflage, mit Kupf. gr. 8. 1792. 1 thl.

Cetius Amusement für das Pianoforte, fol. 16 gr

Chambon, über Kinderkrankheiten: aus dem Franz. mit Anmerkungen von D. W. Becker, erster Band, gr. 8. Berlin 1800. 1 thl. 4 gr.

Les contes jaunes oder das Buch der Kindheit, nach Freville französisch und deutsch m. illum. Kupf. sauber gebunden 1 thl.

Thomas Coriats Cruditäten, oder Beschreibung seiner Reise durch Frankreich, Italien, die Schweitz, Deutschland und die Niederlande, 1r Band, nach der 14ten engl. Ausgabe frei übersetzt von Sprengel. 8. 1 thl. 4 gr.

Ehestandsarzt, der, zur Hülfe für schwache, unvermögende Männer und Weiber, 8. Venedig 1804. 1 thl. 12 gr.

Engelmanns, Theodor, Anleitung zum Piquet- Triset- Boston- Kasino- Konnektionen- Piquetsept- Goodhope- und Kleblattspiel, gr. 8. Berlin 1802. 5 gr.

Die gelben Erzählungen oder das Buch der Kindheit, nach Freville. Zweite, mit sechs neuen bunten Kupfertafeln von Busler verm. Auflage. gr. 8. Berlin 1804. gebunden 1 thl.

Euterpe, ein Weihnachtsgeschenk für die Freunde der Dichtkunst und des Gesanges, Lieder von Karl Müchler, in Musik gesetzt von Himmel, Hucka, Gürlich, Zelter und andern beliebten Tonkünstlern. Fol. 2 thl. 20 gr.

Fabers Anweisung des Tarok- Taroksl'ombre- Reversy- Patience- Kabale- Homme- Imperial- und Triumspiels. 8. 1803. 6 gr.

Feyer, die, der Verlobten; ein Taschenbuch für junge Leute und frohe Gesellschaften. 8. 10 gr.

Fieldings, E., das Schach- Verkehren im Brett- und Tockateglispiel, nach den neuesten Regeln und Gesetzen zum Selbstunterricht. Neue vermehrte Aufl. Berlin 1803. 6 gr.

Fischers, Prof., Rechenbuch furs gemeine Leben, 2 Bde. 2 thl.

Fischer, E. G., der Rechenschuler. Ein Schulbuch zum Leitfaden des ersten Unterrichts im Rechnen für alle Volksklassen. 8. Berlin. (10 und 1 halb. Bogen) 5 gr.

Förster, J. C., Entwurf der Land- Stadt- und Staatswirthschaft gr. 8. Berlin 1793. 1 thl. 4 gr.

Freudenberg, über Staats- und Privatbordelle, Kuppelei, und Konkubinat, nebst einem Anhange über die Organisirung der Bordelle in alten und neuen Zeiten. 1798. 16 gr.

Gallerie der Welt, in einer bildlichen und beschreibenden Darstellung von merkwürdigen Ländern und Völkern nach ihrem körperlichen, geistigen und bürgerlichen Zustande von Thieren, von Natur- und Kunsterzeugnissen, von Ansichten der schönen und erhabenen Natur von alten und neuen Denkmählern, in beständiger Hinsicht auf Beförderung der Humanität und Aufklärung. 17 Hefte oder 4 Bände, mit 68 schwarz. Kupf. in

4to 18 thl. 16 gr., mit ausgemahlten Kupf. 30 thl. 16 gr., und auf englisch Papier mit geglatteten Kupf. 37 thl. 8 gr. Berlin 1804.

Petite Gallerie de Figures pour servir à connoitre les objets de la nature, de l'art, les moeurs et les coutumes de la vie commune à l'usage des jeunes gens des deux sexes, pour l'année 1804. avec figures illuminées. 4 thl.

Gedichte der Freundschaft, dem Scherze und der Liebe gesungen, nebst neun Fabeln von Lessing. 14 gr.

Gellerts Fabeln und Erzählungen. 2 Theile, neue Auflage. 8. Berlin 1804. 8 gr.

— dasselbe Buch mit 12 schwarzen Kupfertafeln. 8. Berl. 1804. 12 gr.

— — — — mit illum. Kupfert. 8. Berl. 1804. 18 gr.

— — — — auf Schreibepapier mit 12 feinen gr. 8. Kupf. v. Meil und Chodowiecky, roth sauber gebunden 1 thl. 8 gr.

Geschichte und Beschreibung des Kaffees, Thees und Zuckers, nebst aller bis jetzt bekannt gewordenen deutschen Stellvertreter dieser Gewächse, für die Staats- und Landökonomie geschrieben, von einem deutschen Patrioten. Mit Kupf. gr. 8. Berlin 1800. 12 gr.

Gemählde aus der wirklichen Welt, vom Verfasser der Lebensszenen. 3 Bände, mit Kupfern. 8. Berlin 1804. 2 thl. 6 gr.

Deutschlands Goldgrube, oder durch welche inländische Erzeugnisse kann der fremde Zucker, Kaffee und Thee auf das Beste ersetzt werden. Mit 2 Kupfern gr. 8. 12 gr.

Gynäologie, oder über Jungferschaft, Beischlaf, Liebe und Ehe, 20 Bände, mit illuminirten Kupfern. 8. 36 thl.

Gmelin, über die neuern Entdeckungen in der Lehre von der Luft und deren Anwendung auf Arzneikunst. gr. 8. Berlin 1792. 20 gr.

Neuester Grundriß von Potsdam, von Julius illuminirt. 8 gr.

Handbuch für Bücherfreunde, worin die vom Jahre 1701 bis 1804 erschienenen vorzüglichsten deutschen Schriften nach ihren Fächern besonders für diejenigen geordnet, welche sich eine ausgesuchte Handbibliothek von den neuesten Werken anschaffen wollen. gr. 8. 1804. 1 thl. 8 gr.

Halle, J. S., Giftpflanzen, zur Verhütung trauriger Vorfälle in den Haushaltungen, nach ihren botanischen Kennzeichen; nebst den Heilungsmitteln, 2 Thle. mit 24 Kupfert. nach der Natur ausgemahlt, 4te Aufl. gr. 8. 1803. 3 thl.

— — praktische Kenntniß zur Verfertigung des engl. Steinguths, der Fayence und des ächten Porzellans, mit Kupfern, gr. 8. 1795. 8 gr.

Militärischer Charakter Friedrichs des II. Königs von Preußen, herausgegeben vom Hauptmann v. Haller. gr. 8. Berlin 1789. 1 thl.

Hahn, Ch. W., Gedichte, auf feinem Papier, 8. 1 thl. 8 gr.

Heyne, (Fr. Gottl.) Termini botanici iconibus illustrati. oder botanische Kunstsprache durch Abbildungen erläutert, mit einer

Vorrede von Willdenow. 10 Hefte, mit lat. und deutschem Text, mit 50 illum. Kupfert. Fol. Berlin 1804. 15 thl.

la Henriade avec des notes historiques, á l'usage des premières Classes des Colleges, des Ecoles, publiée par le Professeur Müchler. Nouvelle Edition corrigée et augmenrée. 8. Berlin 1799. 8 gr.

Hypnoticum für die Langeweile: oder Sammlung kleiner, launiger, satyrischer und witziger Aufsätze. 8. Berlin 1802. gebunden 10 gr.

Hirschmanns Bilderkabinet (neues moralisches) für junge Söhne u. Töchter, mit schön. illum. Kupf. 8. Berl 1804. 1 thl. 8 gr.

Hirschmann, C. A., kleine moralische Kinderwelt in angenehmen Erzählungen, zur Bildung jugendlicher Herzen, mit illumin. Kupf. kl. 8. Berlin, gebunden 16 gr.

Holsche, Fr., neu-inventirter Backofen, bei der Feurung von Steinkohlen Brod zu backen, mit Kupfern 4. 1792. 8 gr.

Horn, (Ernst, Professor in Wittenberg,) Handbuch der praktischen Arzneimittellehre gr. 8. Berlin. 1803. 2 thl. 20 gr.

— Dessen Handbuch der medizinischen Chirurgie. Zwei Bände. gr. 8. Berlin 1804. 3 thl. 8 gr.

— — — Anweisung zum richtigen Gebrauch der Landespharmacopoe. gr. 8. Berlin 1804. 2 thl. 20 gr.

— — — Archiv für medizinische Erfahrung. 3r 4r und 5r Band. gr. 8. Berlin 1804. 5 thl.

Julius. Neuer Grundriß der Residenzstadt Berlin, von Jättnich gestochen, sauber illum. 1 thl. 8 gr.

Auf Seide in Futteral 2 thl. 8 gr.

Kant, (Immanuel) Kritik der Urtheilskraft für Uneingeweihte bearbeitet v. Kiesewetter, gr 8. Berlin 1804. 1 thl. 20 gr.

Kiesewetters, J. G. C. C. gedrängter Auszug aus Kants Prolegomena zu einer jeden künftigen Metaphysik, die als Wissenschaft wird auftreten können, 8. Berl. 796. 3 gr.

— — Dessen Darstellung der wichtigsten Wahrheiten der neuen Philosophie für Uneingeweihete. Dritte gänzlich umgearbeitete und stark vermehrte Aufl. gr. 8. Berl. 1803. 1 thl. 8 gr.

— dessen zweiter Band, gr. 8. Berl. 1804. 1 thl. 16 gr.

— Auszug aus Kants Kritik der reinen Vernunft, 8. Berl. 2 gr.

König, Versuch einer historischen Schilderung der Residenzstadt Berlin, zwey Bände, gr. 8. 1794. 2 thl. 8 gr.

Komus, ein Taschenbuch für Freunde des Witzes und der Laune, von Falk dem Jüngern. 12 gr.

Krockow, von, pädagogische Ideen, mit ihrem Bildnisse, 8. Berlin 1793. 12 gr.

Kunst, die, ein hohes Alter zu erreichen. Ein aufgelöstes Problem wie der Begattungstrieb von seinem Erwachen an zu behandeln, und bis zu seinem Verschwinden als Würze und Verlängerungsmittel des Lebens zu benutzen ist, mit Erorterung der wichtigsten hierher gehörigen Fragen vom Verfasser der Gynäologie, 2 Thle. 8. Berlin 3 thl.

Langbein, Novellen, mit Kupf. 8. Berl. 1804. 1 thl. 8 gr.
Leben relegirter Studenten, 3 Bde. m. Kupf. 8. Berlin 1802. 1 thl. 8 gr.
Lehndorf, Grafen von, pädagogische Ideen der Gräfin Louise von K**, mit dem Bildniß der Verf. 8. Berl. 795. 12 gr.
— — les sympathies, essai dramatique, 8 Berl. 1795. 9 gr.
Liebe und Genuss: Skizze eines grossern wahrhaften Romans, gr. 8. Venedig 1802. 16 gr.
Lieblingslektüre in den Stunden meiner Muße, für gute Lese-zirkel und Lesegesellschaften, 8. 12 gr.
Longin vollständige Regeln und Gesetze des l'Hombre-Quadrille- und Cinquillespiels. Neue umgearb. Aufl. 1804. 8 gr.

Mädchenfreund, der vorsichtige, oder die Kunst sich vor der venerischen Krankheit zu sichern, 8. Berl. 1802 1 thl 4 gr.
Marquart, von, über die Benutzung der Tobacksstengel zur Pottasche, für Oekonomen und Güterbesitzer, 8. Berlin 1798. 4 gr.
Marquart — Beschreibung einer Schmelzlampe, vermittelst welcher man durch die Dämpfe des Wassers oder Weingeistes Löthen, Metalle schmelzen, und dieselben auch reduziren kann, für Chemisten und Technologen, m. 1 Kupf. 8. Berl. 1799. 4 gr.
Karl von Kronheim oder der dankbare Bandit, eine Familiengeschichte von C. W. Meißner, 2 Bde. 8. Berl. 1 thl. 20 gr.
Meidinger, französische Grammatik, 8. 1803. 18 gr.
Menschenfreund, der, in plötzlicher Todesgefahr, 8. 1799. 4 gr.
Mila, (Prediger in Berlin) kleine Bildergallerie für junge Söhne und Töchter, ein moralisch und angenehmes Lesebuch aus allen 3 Reichen der Natur in französisch und deutscher Sprache, sehr angenehm vorgetragen. Mit vielen illum. Kupf. und sauber geb. gr. 8. Berl. 1804. 4 thl.
Monolog der Thecla, aus Wallensteins Tod, von Fr. Schiller, in Musik gesetzt von H. C. Ebel. Fol. 10 gr.
Müchlers, K. Gedichte, 2 Bde. Neue verm. und verb. Aufl. mit allegorischen und landschaftl. Kupf. 8. Berl. 1802. gebunden 2 thl. 16 gr.
— dasselbe auf Velinpap. beste Ausgabe, 8. 1802. geb. 5 thl.
Museum, neues, fur Damen, m. Kupf. saub geb. 2 thl. 8 gr.

Naturfreund, der, in abwechselnden und interessanten Darstellungen aus der gemahlten Welt, für wißbegierige Kinder. Dritte vermehrte Aufl. mit 10 ausgem. Kupfertaf. sauber geb. 1 thl. 12 gr.
Neander des Zweiten. Beschreibung eines Fuhrwerks, zur bequemen und leichtern Fortschaffung der Wassertonnen beim Feuerlöschen, ingleichen zu Briefpostwagen, in Fabriken, beim Garten- und Chausseebau, auf Leinewandbleichen, zur Straßenreinigung und besonders zum Transport auf und von Anhöhen vorzüglich brauchbar. Auf Befehl des Königl. Preuß. General-Direktoriums gedruckt, und mit einer

Kupfert. versehen, gr. 4. Berl. 1800. 9. gr. u. illum. 12 gr.
Neumann, über die Natur der Dinge, eine chemisch-physische, astronomische Abhandl. gr. 8. Berlin 1803. 12 gr.

Patrick, Samuel, Geographia antiqua, cum indice, quo vetera locorum nomina novis praeponuntur, scholarum usui accommodata, 8. maj. Berolini 1800. 10 gr.
Prospekt von Paris und den Thuillerien, 4. illum. 8 gr.

Rangordnung der Civildienerschaft in den Königl. Preuß. Staaten aus ältern und neuern Urkunden, gr. 8. Berl. 1798. 6 gr.
Repertorium aller Verordnungen und Publikanden, in so weit sie allgemeine Gegenstände und ganze Städte betreffen, von Wahlreich 1796. gr. 8. Berl. 8 gr.
Romanenfreund, der, eine Sammlung von interessanten Erzählungen a. d. Engl. 8. 1804. 9 Bde. m. K. 10 thl. 12 gr.
Rosenthal, von, Taschenbuch für Freunde anständiger Vergnügungen, 8. Berlin 1805. 2 thl. 8 gr.
Rumpf, neueste Beschreibung von Berlin und Potsdam, eine vollständige Darstellung aller Merkwürdigkeiten dieser Residenzstädte, 2 Bde. mit illum. Kupf. und Karten, 8. Berl. 1804. geb. 3 thl. 16 gr.

Schauplatz, neuer, der Natur, in einer Reihe merkwürdiger Gemählde, von vorzüglichen Völkerschaften, Thieren, Pflanzen und Ansichten schöner Gegenden, 9 Bde. mit 180 illum. Kupfert. 36 thl.
Schumacher, W. die sichersten Mittel wider die Gefahr beim Eintritt der Rindviehseuche, aus Erfahrungen und Urkunden bestätiget und gesammelt, 8. Berl. 1792. 9 gr.
Sotzmanns, neuester Grundriß der Königl. Residenzstadt Berlin, fol. 1798. illum. 12 gr.
— Grundriß der Königl. Haupt- und Residenzstadt Berlin nach der vom Königl. Polizeidirektorio veranstalteten neuen Bezeichnung der Straßen und Plätze, im Jahre 1804. zusammengetragen, gr. fol. Berlin 1804. 18 gr.
— — derselbe auf Leinewand in Futteral. 1 thl. 12 gr.
Sidney, William, König der Karayben, ein Roman, 8. Berl. 1803. 18 gr.
Stellvertreter, der neueste deutsche, des indischen Zuckers, oder der Zucker aus Runkelrüben: die wohlthätigste Entdeckung des achtzehnten Jahrhunderts, 1s Heft, 8. 5 gr.
— desselben 2s Heft, 8. Berl. 1800. 6 gr.
D. Sternberg, die Erregungstheorie wider Markard Angriff, gr. 8. Berl. 1803. 16 gr.

Titular und Adreßbuch, neues Berlinisches, oder vollständige Nachricht von den Titeln und Aufschriften bei Vorstellungen an sämmtliche Dikasterien und Kollegien, an einzelne hohe Personen, an Militair- und Civilbeamten; ingleichen bei Ausschreiben der Kollegien an einander in den Preuß. Staaten,

3te gänzlich umgearbeitete, und mit Inbegriff der neu acquirirten Länder vermehrte Auflage, gr. 8. Berl. 1 thl. 8 gr.
Tzschucke, Geschichte der Mark Brandenburg, mit Kupf. gr. 8. Berl. 1804. 2 thl. 8 gr.
— Dasselbe Buch mit illum. Kupf. 2 thl. 20. gr.

Umgang, der, mit Weibern wie er ist und seyn sollte, 8. Berlin 1802. 1 thl. 8 gr.
Unnennbare, das, aus Julius von S*** Briefen, 8. Berlin 1801. 16 gr.

Vanzenza, oder die Gefahren der Leichtgläubigkeit, von Mistris Robinson, aus dem Engl. Herausgegeben von Moritz, 8. Berlin 1792. 14 gr.
Voyageur, le, autour du monde, à l'usage de la jeunesse par Schäfer traduit de l'allemand par Mila, Tom. I. avec figures enluminées, 4. Berlin 1804. 4 thl.

Weiberlist und Weiberrache in wahrhaften Begebenheiten aus der wirklichen Welt, 8. Berlin 1802. 1 thl. 12 gr.
Weiberspiegel, der, ein angenehmes Lesebuch für die elegante Welt, 8. Berlin 1801. 1 thl. 8 gr.
Weinkenner, der, oder Unterricht über Vaterland, Natur, Handel, Verbesserungen und Verfälschung der Weine, mit einem Kupf. 16 gr.
Weld jun. (Isaak) Reisen durch die vereinigten Staaten von Nordamerika, und durch die Provinzen Ober- und Unter-Canada, in den Jahren 1795, 1797 und 1798, nach der zweiten englischen Ausgabe übersetzt, zwey Bände mit 6 Kupf. gr. 8. Berlin 1800. 3 thl.
Weltumsegler, der, oder Reise durch alle fünf Theile der Erde, mit vorzüglicher Hinsicht auf ihre Bewohner, auf die Schönheiten der Natur und Kunst zum Selbstunterricht der Jugend zweckmäßig abgefaßt von Schäfer (Königlicher Pagenhofmeister in Potsdam), 3 Bde. mit 24 illum. Kupf und Karten, von Sotzmann, 4. Berlin 1804. 11 thl. 18 gr.
Werkstätte, die, der Natur, Erzeugung und Fortpflanzung des Menschen, der Thiere und Pflanzen, in Beispielen, 8. Berl. 1801. 1 thl. 8 gr.
Wildberg, kurzgefaßtes System der medizinischen Gesetzgebung, gr. 8. Berlin 1804. 1 thl. 8 gr.

Zerstörung, die, der Bastille. Eine treue Copie vom Pariser Original, sauber gestochen und illum. 6 gr.

Alle in diesem Kataloge bemerkten Bücher, sind auch in jeder soliden Buchhandlung und auf jedem hochlöblichen Postamte zu bekommen.

MIX
Papier | Fördert gute Waldnutzung
FSC® C083411

Zeitfracht Medien GmbH
Ferdinand-Jühlke-Straße 7
99095 Erfurt, Deutschland
produktsicherheit@kolibri360.de